怪奇醫療史

從疫苗發明、疾病歷史、護體神功、
縮陽症、按摩槍等，
解開最不可思議的醫學古今事

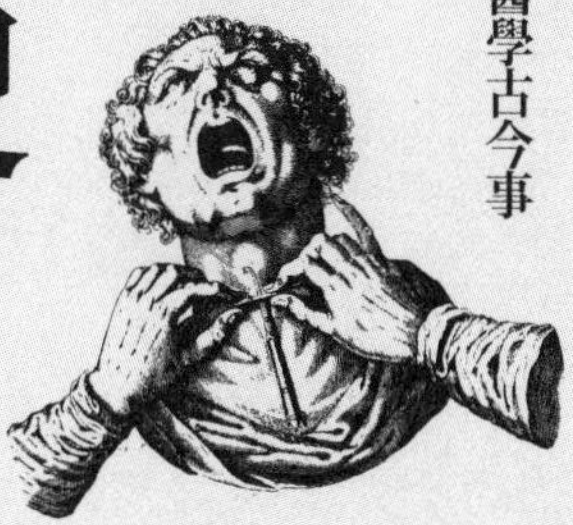

蘇上豪

目次

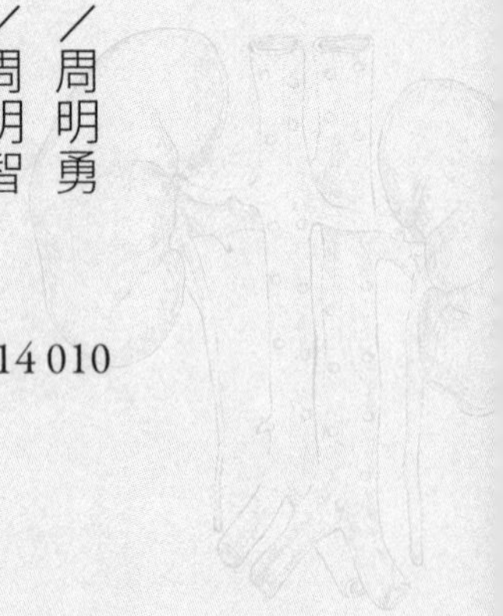

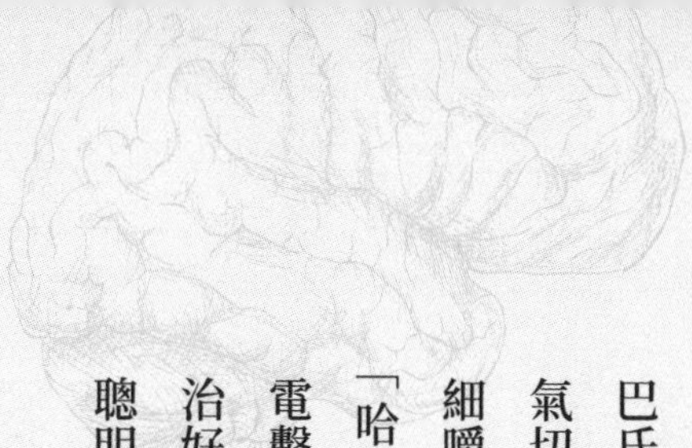

第二篇

千奇百怪的醫療工具與治療方式

第三篇

醫療內幕發掘

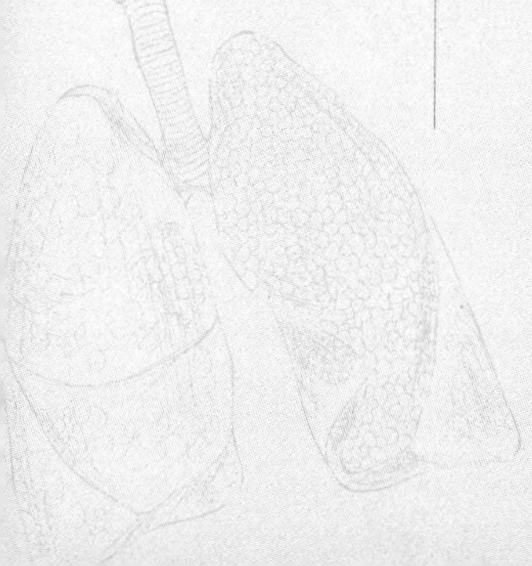

第四篇 疾病與醫學的故事

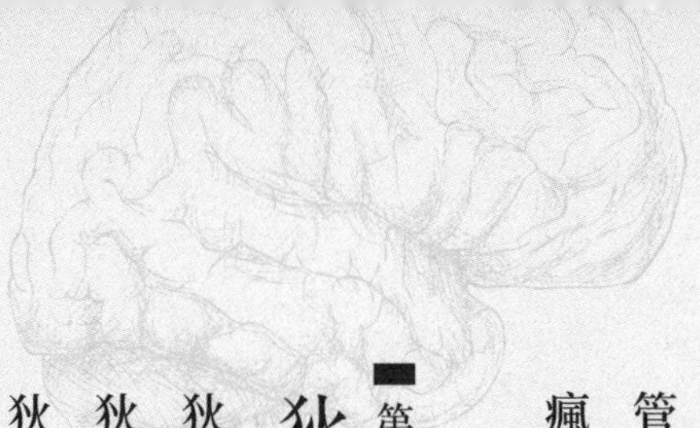

第五篇 狄更斯作品的醫學視角解讀

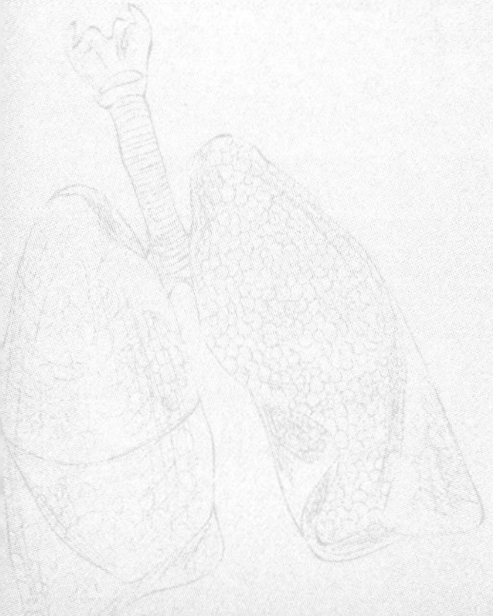

推薦序 1

醫學的核心價值是人

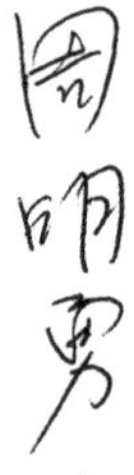

．財團法人中山醫學大學 董事長
中山醫學大學 講座教授
日本齒科大學齒學博士
東京醫科大學醫學博士

看過蘇上豪醫師有關醫療史著作的讀者想必和我一樣，對於其深入淺出將艱澀困難的醫學名詞或是疾病的歷史，用他的生花妙筆化成大家能簡單吸收的筆觸印象深刻，雖然有時會覺得光怪陸離難以想像，也不得不佩服他在寫作上的功力，讓普羅大眾可以了解醫學發展的艱辛。

身為牙科醫師，我覺得蘇醫師所提到美國開國元勳華盛頓的假牙故事也是一絕。由於十八世紀雖然已經很少用到死人的牙齒作為假牙替代物，可惜技術上依然不是很高明，所以華盛頓在第二次就任時，因為一副不合適的假牙讓他只說了一百三十五個字，短短九十秒就戛然而止，牙醫師的拙劣作品使得他受盡折磨，無法說出令人感動的就職演說。

一直是單純看到蘇醫師出版的作品而已，沒有想到因緣際會下，他於今年到中山醫學大學附設醫院服務，拿著他的新作品《怪奇醫療史》拜訪，希望我替他寫推薦序，因此我有幸能比別人第一手閱讀到他熱騰騰的新作。

此次的作品，蘇醫師仍然保持一貫輕鬆的筆觸，讓人可以很快融入他所預設的情境，吸引著我幾乎是沒有什麼休息就看完，不僅對其中的故事再次感到拍案驚奇，也讀出他和之前不一樣的手法，隱晦傳遞的訊息讓我深有同感。

首先談到和之前作品相同的部分，還是那麼多讓人覺得醫學發展史上不可思議的故事。例如染料的發明，竟是今日精神科醫師控制患者急性發作的解藥，而且是抗生素重要的來源；而美國最大的醫師同盟組織「美國醫學學會」，其成立的原因除了是提高社會對醫師的專業認同之外，卻也是想防止醫師間彼此相互搶奪病人的窘境而成立的團伙組織，大出我意料之外，其源頭可以追溯到兩位醫師拔槍決鬥的血腥事件，其精彩程度不會輸給美國西部牛仔決鬥過程的橋段。

另外我要談到的就是蘇醫師在書中傳遞的那一層深度的人文關懷，以及醫師與患者不能缺乏的互動關係，例如他講到梵谷的畫作有關黃色用料偏多的故事，雖說可能是毛地黃服用後的關係，但是蘇醫師卻是因為治療患者產生副作用之後，病人自己爬梳醫療歷史，告訴蘇醫師可能的答案。

當然書中還有其他很精彩的故事，例如困擾著心臟外科醫師的藍色嬰孩疾病，是由約翰霍普金斯醫學院附設醫院的外科醫師布萊洛克及外科助手維維恩，在窮盡任何可能的手段之後，以之前失敗的動物實驗，為病人尋找的出路；又，有關於今日已經稀鬆平常的白內障水晶體置換手術，也是英國眼科醫師黎得利，放棄發明的專利全心投入，在同業的冷嘲熱諷之後，經過了幾十年的時間才獲得平反，重新得到醫界的認同。

當然，醫學的發展上還是有很多唐吉訶德，像是為了尋找一九一八年大流感病毒基因定序的胡爾廷教授，以及為了培養它而簽下生死狀的敦比博士，他們的貢獻對我們來說相當陌生，兩人也沒有因此獲得諾貝爾獎或龐大的商業利益，不過沒有他們的努力，我們是無法窺出一九一八年大流感為何會奪走那麼多人命的重要原因。

最後我想說的是，醫學的核心價值永遠是人，也是蘇醫師在此書中所傳達的深層理念。看完那麼多精彩感人的故事，相信你和我一樣也會有同感，畢竟醫師在面對病人苦痛時，不管他的做法是如何的乖張，那麼令人覺得不可思議，其出發點就是為了能替病人解決問題，好比牙醫師每天對著張嘴的患者，為他們解決煩人的牙痛。期待各位讀者看出蘇醫師新書想要傳達的那層深刻的人文關懷，了解醫生對病人的用心和努力，誠摯推薦您靜下心來好好看完它，相信一定還會有更多的收穫。

醫學人文教育的活水

周明智
・中山醫學大學 醫學研究所 教授
財團法人中山醫學大學 董事
財團法人永信天德基金會 董事

科技日新月異連帶使得醫學教育突飛猛進，不只劃時代的基礎科學突破被提出，不斷推陳出新，令人驚豔的治療方式也一再出現，讓醫療業是大家尊重的標的。在醫學教育的養成過程中，由單向老師教學到問題導向教學趨向設計思考的模式，以人為本的同理對話。教科書的重量越來越重，頁數越來越多，因此學生大部分的時間都花在課業或實驗室裡，或是學習疾病的病因病理學及治療上，對於人文的課程，似乎也逐漸消失在浩瀚的課本與期刊中。

最近幾年，醫學人文教育慢慢在學生養成的過程得到重視，各大醫學院也開始重視人文思想教育與人文省思，要把莘莘學子的訓練帶入其中，不再是生硬的科學研究和教科書閱讀。

什麼是醫學人文教育的精神？其實就是學生心中反躬自省的能力，反躬自省什麼？目的在培養對醫療生態和醫病關係的重要關聯性，包含醫病溝通與同理心，也包含人性關懷與感性的訓練，使學生在醫療過程中，發揮疼惜關懷之情與惻隱情愫，讓患者感到人的尊嚴與感動，因此醫學人文教育的範疇是多面向的：包含文學、藝術、宗教、歷史……。

最近新到本校附設醫院服務的心臟外科醫師蘇上豪，拿了他的新作《怪奇醫療史》，請我為其寫推薦序。拜讀之後，書中談到相關醫療史的部分，其實是醫學人文中要去了解的脈絡，有不少文章，值得我提出來分享。

像是書中談到牛痘的發明及反疫苗運動，讓我們了解到疫苗發展的歷史，以及為何它一直有反對的聲浪，其中雖不乏反科學的腦霧現象，但更重要的是有許多專業上的傲慢，讓人們感受到威脅，而使得牛痘雖發明於十九世紀，可惜天花的絕跡，也是要到百年之後。

另外有關梵谷或莫內兩位印象派藝術家的眼疾，蘇醫師提到前者可能是毛地黃的作用，後者則是因為長期在日光下作畫而罹患白內障的因素造成：文中還提到他與病人的互動以及今日十分流行而且安全的眼科水晶置換術的發明，讓我們了解其中篳路藍縷的過程，值得玩味再三。

書中還有三十三個相關的故事，每一則的面向各不相同，有的是歷史故事，有的是內幕發掘，顯現蘇醫師在醫療史中爬梳資料的功力，令人折服。

最後我要談到的是中山醫學大學在醫學人文上所做的努力。自二〇一〇年起便有一系列醫學人文教育的課程，不只有電影或童話故事的療癒課程，甚至提供「敘事醫學與反思閱讀／寫作」的優良作品選拔，在各大醫學院的人文教育上，雖不能說是領頭羊，但也能大言不慚說是擔任前衛的工作。

我意外的發現早在二〇一四年，蘇醫師的醫療史作品〈達文西的機器人〉就被收錄在本校通識中心的文學E世代選輯中，算是之前就注定好的緣分，期待蘇醫師新作彷彿注入另一股醫學人文教育的活水，在此衷心推薦大家一讀。

推薦序 3

美好事物不會消失

蔡明哲・中山醫學大學附設醫院 總院長

頃接到新進於本院服務的心臟外科蘇上豪主任醫師新書《怪奇醫療史》文稿，希望我替他寫推薦序，拜讀反思後，想到醫療的艱辛，也想到醫療的甘美。

本人長年投身急重症醫療，看待生老病死如同車外的景致，能救活一位病人，總讓我心中泛起喜樂，但是遇到病患身故，不捨與惆悵更久久不能平復。讀蘇上豪醫師的文章，才發現多少基礎醫學的發現，以及創新治療的橫空出世，都是這種美麗與哀愁的交織。

例如太陽王路易十四的肛門膿瘍，負責治療任務的御醫查爾斯，為了怕有閃失，在凡爾賽宮附近的村莊中找了很多庶民練習，不知道「練死」了幾位村民，最後才能獲致替國王手術的成功，如今這個手術如家常便飯一般，猶記得我當一年外科住院醫師時，在前輩醫師指導下都能駕輕就熟治療病患。

二十世紀初，許多「藍嬰兒症」（Blue Baby）的新生兒父母，因為小孩先天性的心臟變異造成發紺、呼吸困難，甚至命在旦夕，個個焦急不已而坐困愁城。約翰霍普金斯外科名醫布萊洛克為了鑽研此一疾病的救治，委由木匠出身的助手維維恩設計出方法，實事求是的他其實是今日休克治療原理的鼻祖——如果患者失血過多就是施予輸液治療，這是每天我在急診室裡稀鬆平常的工作，然而竟是布萊洛克在一九三〇年代用動物實驗方法證明，才能成為今日復甦準則。

前述的藍嬰兒無法在實驗室複製，最後布萊洛克解決的方法是用之前維維恩失敗的動物實驗，為了製造出肺動脈高壓而發展的「鎖骨下動脈與肺動脈的吻合橋接」，此方法讓藍嬰兒症治療有成，結果布萊洛克到死之前都享受鎂光燈的聚焦，而沒有醫師名分的維維恩在數十年後才獲得約翰霍普金斯大學的法學榮譽博士，這有什麼關係呢？手術本身救活了好多嬰兒不只是維維恩的功勞，而近代全美最厲害的外科醫師，如德州心臟醫學中心的心臟外科醫師庫利等等，都以成為維維恩的學生為榮。

事實上不管是過去、今日或未來醫學的發展，都有如《刺激一九九五》的電影橋段一樣，無法治癒疾病的醫師就如同主角安迪一樣，始終懷抱希望，用了很長一段時間逃離惡魔監獄「蕭申克」的掌握，另闢一片天地。如果安迪不堅持，那他終會老死監獄，即使出獄大概也無法適應外面的生活，醫學的發展與進步，好比安迪在困境中找尋出路一般，那條挖了幾十年的逃命通道正是對人生的態度——如同醫師也不斷在治療病人中尋找救贖。

誠如安迪在電影中所言：有希望是好事，也許是人世間最美好的事，美好的事物不會消失。

盼望大家讀出蘇醫師書中的美好，誠摯推薦您這本療癒的醫學史新書。

一本兼具科普與大眾史學書寫的醫學史作品

皮國立・國立中央大學歷史研究所 副教授兼所長

很高興能在第一時間閱讀蘇上豪醫師的這本《怪奇醫療史》。我在一次節目錄製中認識了作者，在此之前，我早已閱讀過作者數本膾炙人口的著作，並為作者的博學，以及將高等的醫學發展轉化為一篇篇老少咸宜故事的書寫能力，欽佩不已。自己同樣是研究醫學史的，乞食於大學講堂，未能於臨床醫學貢獻一己之力，學者總常在想，自己做的工作有什麼意義？我聯想到，作者是一位心臟外科醫師，為何反倒如此關切醫學歷史與人文的課題？若治病救人本為醫者天職，那麼閱讀寫作呢？對醫者、一般讀者甚至是病患，醫史書寫又能起到什麼樣的作用？

「台灣現代醫學之父」杜聰明（一八九三～一九八六），在高雄醫學院曾講授中西醫學史，他的名言「樂學至上，研究第一」，鼓舞了無數的青年醫師。他曾書寫《中西醫學史略》，他認為醫學史的知識、研究乃至教學，乃醫學教育中不可或缺的一部分，他說：「余讀醫學史時，感覺醫學之發達，均由傳統連綿而生，又由於有偉大醫學者，以其發明與發見，促進一時代之劃期的進展，而且其高潔之人格，常能感化門生後學之治學精神不鮮。」[1]可見醫學史的探究具有非常深刻與實際的價值，並非只是舞文弄墨的展演而已。蘇醫師這本著作之出版，除了顯示一位醫者對醫學發展的關懷，放在醫學教育的發展中來看，其背後意義也是高尚且遠大的。另外，我想起了台灣師大歷史學研究所碩士班的老學長陳勝崑（一九五一～一九八九），他是一九七〇年代後台灣醫學史研究的先導人物，力主在本土醫學刊物和當時台北醫學大學的「醫學人文社」內推展醫學史研究。隨後，更以醫師的身分就讀歷史研究所，在當時頗不為身邊親友所認同，但他堅持為台灣醫學史留下紀錄，希

1 杜聰明，《中西醫學史略》（高雄：高雄醫學院，一九五九年），序言頁1。

望透過書寫醫學史來填補當時醫學院課程的空白。[2]上述兩位醫者，都希望藉由醫學史的研究與推廣，讓醫學人文的能見度提高，讓執業醫師更具備人性關懷，彰顯醫學史的功用。

這本書無疑是一本獨特的醫學史著作。首先，醫療乃科技發展中相當重要的一環。然而，高深的研究無法立即吸引大眾進行更多的探究與提問，而我們的教育又非常缺乏這類將知識轉化的「科普」讀物；歷史學界更長期忽略科技史的發展，導致相關科技史研究，始終缺乏歷史的縱深。故這本書站在醫學專業的視角出發，以平易近人的筆法來呈現醫藥史上的創新與軼聞，文字通達易懂，非常適合喜好醫學、藥學的青年學子與大眾來閱讀。其次，若站在歷史研究的立場，我們說高深的歷史研究，往往文字生硬難以咀嚼，只探討極小的問題，又缺乏寬廣的視野，對大眾難以產生深刻影響。現今，台灣「大眾史學」（Public history）的風潮正盛，鼓勵史學工作者書寫大眾化的歷史，強調不以長篇大論、說理，混入一堆未經解釋的西方思想、哲學理論名詞，令讀者如墜五里雲霧之中。這本書是一本與大眾生活切實相關的作品，在大方向上符合大眾史學的意義，很能貼近讀者的生活經驗。由此可見，本書是一本既符合「科普」意義，又符合「大眾史學」風格的醫學史作品。

作者選取的題目皆饒富趣味，從字裡行間可以讀出作者對這些議題的好奇與他追求真相時的高昂興致，我彷彿也在書中找到屬於自己的故事。本書談及法洛氏四合症（Tetralogy of Fallot）的歷史，我自己的孩子就是罹患這樣的先天性心臟病，該病將會導致心臟結構上的四種畸形。而拜現代醫學技術進步之賜，他在二〇〇七年已經行完矯正手術，當時花了八個小時進行開胸和縫合，現在孩子已能像正常人一樣的生活。真是難以想像在上個世紀中期，在沒有任何影像醫學的幫助下，外科醫師要怎麼「想像」這樣複雜手術的進行，又怎麼確認自己截斷、切除、接合某些生理組織，會對這樣的疾病有所助益呢？我能感受到當時醫師的無助與徬徨，至今讀著蘇醫師的書，都還會回憶起孩子當日開刀之情景，真是千鈞一髮。

另外一則有趣的故事是書中提到的「兜安氏祕製保腎丸」。由於我自己也研

2　廖運範等著，《陳勝崑醫師紀念集》（台北：橘井文化，一九九二年），頁8—10。

究過相關的主題，[3]有感而發當時華人對於自身虛弱、貧血、神經衰弱等症狀的豐富文字描述，特別是針對「腎虧」的擔憂，更是表現在二十世紀上半葉各種服用藥物、食物的補養文化中，以至於會有這樣補腎的藥品誕生。即使今日看起來頗為荒謬，但是當時的人們卻樂此不疲的追求他們內心世界所想像、建構起來的「健康」願景。或許，今日的我們也有一個這樣的期待，只是未經歷史檢驗，還沒有「化神奇為臭腐」罷了。[4]另外，為我們今日所熟知的「哈姆立克急救法」，其實是運用「簡化流程及利用大眾媒體的力量宣傳」而成功的，提醒著我們今天習以為常且感到理所當然的救命技術，都有一段特別的發展歷程。有故事的不只是人，當然也包含物質與技術。

這本書的內容大體較為著重西方近現代醫學史，與現今狀況對照的色彩濃烈，是作者書寫的一大特色。由於作者是第一線外科醫師，對於疾病治療和病患處境的各種情況，瞭若指掌且心有所感，故常有從歷史中淬煉出獨到見解與啟發之文字躍然紙上，讀之趣味盎然。從歷史上來看，即便幾百年過去了，民眾對於許多醫療行為，依然還是充滿無知與懷疑，例如作者就從「氣切手術」的歷史出發，試圖提供不同想法給當今讀者，讓讀者思考一般人習以為常的醫療觀念，是否值得再進行思考與評估。而作者極具洞見地指出，醫學史中雖充滿各種荒謬、不可思議甚至令人捧腹大笑的實驗，但某些突破性的技術，卻也是在各種被認為不正常的狀況之下而發展出來的事實。顯示醫學技術之革新，不能只在範圍有限的框架內進行研究，還需要跨領域或外界的靈感與刺激，才可能開創新猷。

本書鼓勵讀者探索未知，挖掘歷史上醫藥與健康的過往，無形中融入醫德、醫學探究精神和醫者應有的人道關懷，當然也有很多意外和巧合的交織，共構動人的故事，其實，人生不正是如此嗎？推薦本書給大家，並期待讀者也能從這本書中找到屬於自己的故事。

3 皮國立，《虛弱史——近代華人中西醫學的情慾詮釋與藥品文化（一九一二－一九四九）》（台北：商務印書館，二〇一九）。

4 意指過往被奉為牢不可破的舊觀念，被科學驗證出錯誤，而成為臭腐（被淘汰）之事物。引自胡適，〈整理國故與「打鬼」〉，《治學的方法與材料》（台北：遠流出版，一九八六），頁161。

推薦序 5

精彩的床邊故事——跨越時空的錯誤與真理的決戰場

曹傑漢・中山醫學大學醫學系 專任助理教授
第三十二屆醫療奉獻獎候選人

機會是給準備好的人，憑幸運就叫準備好，就能為名作家寫序，我想任誰也不服氣。

就把幸運的那天稱為「神選日」吧！我跟女兒帶著《開膛史》、《鐵與血之歌》兩本書，在春水堂喝茶，一位帥帥的紳士轉頭對我笑，當下以為是某位病人家屬，看氣質又不像，就走過去攀談，「請問您是？」「我是作者。」「……！」這堪比一桿進洞的運氣，神選之人的幸運，是第一個理由。

我是平凡的傳統科班醫師，選擇在醫院工作，遵照學院的養成步驟，完成碩博當教師。我佩服勤懇做事的人，與每天把最新頂級醫學期刊當報紙念，再把心得鞭策給我們的教授。日子就是臨床、教學、做研究。也算是追求真理的自我實現。但是心裡總有一種想追求自由的念頭，賽門·葛林「夜城系列」男主角約翰·泰勒——「我不是一個隨波逐流的人。我走我自己的路，對於榮譽有我自己的一套標準。」所以二十年離島支援，八次國際醫療，我都去。但我會把醫療人員與國家的尊嚴，擺在第一位，謝絕插隊，苦、急優先。偶爾會造成使館人員或邦交國官員的不快，但最後還是會咬著牙都徵召我。

上豪兄的前九本著作我都蒐藏詳讀，徜徉書中，每每有種深得我心的自在感。身為言必有自，注重考據的醫學院教師，我曾問過上豪兄：「這些史料從哪找來？網路找不到吧！」「找書就有啦……」有人把舊書史料當報紙念，真的是高山仰止，佩服萬分。所以，以粉絲身分得為寫序資格的第二個理由，臉皮也真厚一些，也是上豪兄的情誼。

從開卷就富有金庸原著味道，被文化局選為書中之書的《國姓爺的寶藏》，到精彩的醫學歷史散論《開膛史》，被時報肯定為說書人的《DNA的惡勢力》，詳實的科普醫學論述《鐵與血之歌》，究極的醫療事件探索《暗黑醫療史》，四十六個夾雜古典、影集，古今交錯的《胖病毒、人皮書、水蛭蒐集人》，格局論述更為宏大完整的《藥與毒》，劇情超越《白色巨塔》、完全是影集劇本的《未完成的道別》，以及《謝謝你在我心裡》三位接受器捐者的歷程心境和施與受的深情，均能深刻描繪出蘇上豪醫師的作品特質。對考據嚴謹，所以言之有物。對掩蓋錯誤的厚盾揮劍，所以正氣凜然。對認真學者的讚揚——所以英雄惜英雄；看過千江水——所以能以包容的詼諧點綴批判；開遍最困難的刀——所以珍惜朋友。是我對作者的人格描繪。

上豪兄這本新作講述了三十三個精彩的醫學歷史散論，讚揚因膚色種族問題、數十年來只能私下被心臟科名醫尊敬的黑人技師——維維恩；平反因二戰滯美日僑村山在巴氏抹片對婦女癌症篩檢的貢獻，以及現今各專科醫學會成立的起因，居然是兩位醫師的決鬥促成。有趣的阿公級健康食品——兜安氏祕製保腎丸，可講給長輩聽。對查爾斯·狄更斯著作《塊肉餘生錄》、《小杜麗》等人物的疾病臆測，而

《匹克威克外傳》的考據描述，連我這個研究睡眠呼吸中止症的專科醫師都看得津津有味，眼科醫師應該可以在莫內的日本橋這一章節找到樂趣。

借用《開膛史》第三章節——「心跳」裡「後之視今，亦如今之視昔」，外科的進步是外科醫師在鐵與血的現實奮戰中，靈光乍現後的追根究柢下，一步步站起來的。也許昨日發現我們腳下的巨人肩膀，崩塌了一塊，一如阿茲海默症基礎研究的錯誤引領。今日我們更要誠實本心，讓後人可以穩穩地站在我們當代人的肩膀上。

能夠為這本書寫序。我的想法跟大家一樣，汝何德何能也？疑惑中的唯一憑藉就是，汝是被神選中之人。

自序

永遠保持一顆好奇的心

《怪奇醫療史》是我第六本醫療史相關的著作，有朋友問道，為何能維持豐富的靈感與充沛的創作能量？我想了又想，覺得應該是自懂事以來一直保持好奇心使然。

從小我就是個好奇寶寶，雖不至於像孔老夫子入太廟那樣每事問，但常常將心中的疑問逼得大人們不知如何是好。不過我並非那種「打破沙鍋問到底」的小孩，當所問之人答不出來時，自己也懂得煞車，然後將問題藏在心裡面，以待日後尋找解答。

後來我在書中找到了很多心中疑問的答案，因此養成了廣泛閱讀的習慣，這種習慣造成我什麼書籍都喜歡看，葷腥不忌的結果買了不少書籍，所以每次搬家最痛苦的就是將這些書帶走，雖然有些會送回收，可惜往往搬到新家之後又買了一堆，將原本的空缺填上，甚至超越之前的水準。

廣泛的閱讀不只解決我心中的疑問，也成為我寫作最好的靈感來源。例如在讀到金庸的武俠小說《倚天屠龍記》時，其中有關波斯明教總壇的霍山老人，讓我回顧了大麻的歷史，也找到英文「暗殺」的字根來源；另外在研讀有關腳氣病的醫療史實，挖掘到日俄戰爭裡日本軍隊中腳氣病橫行，陸軍軍醫大臣森林太郎（即名作家森鷗外）以消毒水「征露丸」作為治療腳氣病的藥物（露即露西亞，日文的俄國之意），結果證明他是錯的，但因為國族情感的關係，日俄戰爭的勝利，讓「征露丸」可以風行於日本，不過征字過於敏感，才改名為「正露丸」。

最恐怖的莫過於急救時所用的人偶「安妮」，她的故事是源自於十九世紀末的法國塞納河，跳水而亡的女浮屍讓驗屍官有感其容貌清新秀麗，特意將臉部用石膏拓了下來，此舉讓很多詩人墨客看到她的容貌之後，發揮了豐富的想像力，創造了一些令人動容的故事，使一位沒有姓名的浮屍，變成二十世紀初歐洲家喻戶曉的人物，讓製造急救人偶的玩具公司，以安妮替急救人偶取名，算是對於救不到溺死的人的一種救贖吧！

另外要談到的是好奇心也讓我在行醫的路上養成一種習慣，從第一台手術迄今，我會把手術紀錄以文字或繪圖留下，大概已經累積了近萬例的手稿，當然我不是只有將結果留下單純紀錄而已，舉凡我在開刀中的問題需要改進，或是發想出解決的方法，也詳細留在這些紀錄之中，因此它們提供給時報出版的美編靈感，變成這次《怪奇醫療史》特有的書封，大概是除了繪本作者之外，第一次有外科醫師將手稿作為美編的來源。

這次書的出版要感謝很多人。首先要感謝的是自己的家人，尤其是太座甄旂，她總是默默支持著我，不僅在我寫作時安靜陪在身旁，也是我校稿時的良師益友，很多吸引讀者眼球的情節，都是來自於她的建議。

本人新近到中山醫學大學附設醫院服務，感謝董事長周明勇博士、董事長暨醫學研究所周明智教授，還有蔡明哲總院長，以及我在這裡認識的第一位醫師曹傑漢，撥冗專文推薦，更有許多長官如執行董事周英香及黃建寧校長等等不吝掛名推薦，因人數眾多不克載明；另外還有一面之雅的皮國立所長，我們雖然認識不多，但您還是願意屈就替我寫推薦序，謹向所有推薦人致以最高的謝忱，上豪銘感五內。

最後要致謝的是時報公司強大的編輯群，感謝你們每一次新書的出版，都以最高規格對待我，尤其是趙董事長高超「催稿」的方法，一直是我勤寫不輟的動力來源——謝謝您手中握著那條無形的鞭子。

當然還是要感謝對我一直支持的讀者群，沒有你們的回饋及鼓勵，我可能早已在氾濫的書海中被淘汰而不知所蹤了。

／第一篇／

傳染病與人類歷史

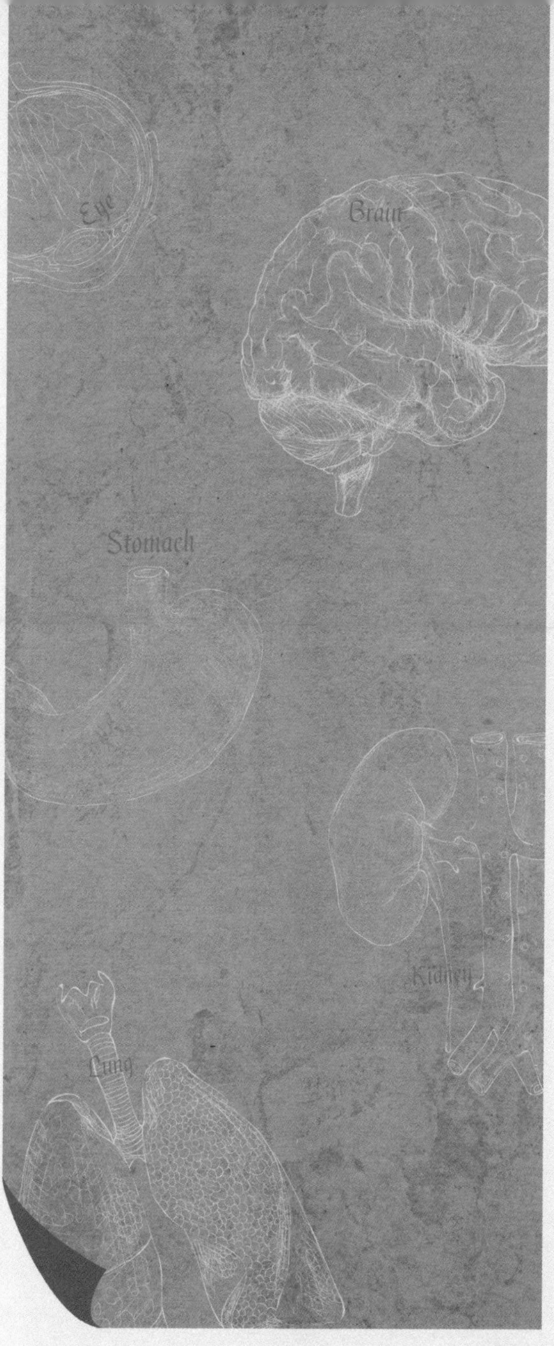

反疫苗運動——二十世紀兩起疫苗的醜聞

二〇二一年十月二十八號，紐約市消防員和支持者，聚集在紐約市長居住的格雷西大廈（Archibald Gracie Mansion）外，抗議該市對所有市政僱員的疫苗接種要求，這種反對新冠疫苗接種的抗議，在這個病毒肆虐的時間裡全世界都出現過，已經不算是什麼新鮮事。

根據反數位仇恨中心（Centre for Countering Digital Hate）所做的統計，從二〇一九年以來，光是反疫苗的社交媒體帳戶，以幾千萬的數目在增長，而這股力量，就對臉書及Instagram在二〇二〇年帶來了九・八億美元的收入，值得注意的是那一年臉書的收入也不過七十・七億美元。

《自然》雜誌（*Nature*）對這種「反疫苗的現象」，也刊登了由尼爾・強森（Neil

Johnson）等人的報告，對於描繪疫苗接種的網路社群現象，報告的結論指出：「儘管總體規模較小，但反疫苗接種的群體高度糾結在一起，而支持疫苗接種的群體則更加邊緣化。」他們警告說，在這十年內反疫苗接種運動，可能會壓過網際網路上支持疫苗的聲音。

上述的強森等人所做的結論，本人並不是十分認同，畢竟新冠病毒的疫情造成的患病人數與死亡的病例總和，始終對人們心理有很大的衝擊，即便是現在的Omicron病株，雖然看起來傷害性比之前的病株小，但仍是有一定的威脅，短時間要反對疫苗的人站上主流，你還得要這個新冠肺炎病毒「流感化」，在全世界主流國家對它的傳染性降低評等，甚至要像SARS病毒一樣銷聲匿跡才是。

疫苗這個詞最早起源於拉丁文的vacca——意思是牛，它是人類第一個疫苗，為的是對抗天花，由英國的愛德華·詹納（Edward Jenner）醫師，替健康的人類劃開皮膚，放入牛痘膿包的液體，讓他們對天花免疫，這項劃時代的創舉於一七九六年開始，至此疫苗的使用開始了另一個紀元。

可惜這樣的故事，並不是和童話故事中，英俊的王子和美麗的公主共結連理，從此過著幸福美滿的生活一樣，理解疫苗對抗疾病的正反力量，從一開始就互相拉鋸著。

詹納和他的支持者，預示這疫苗的接種是對天花這個可怕疾病的解脫，所以有一位作家羅伯特·布魯姆菲德（Robert Bloomfield）就寫了一首極盡讚美的詩，稱讚詹納的發現是對人類的祝福（Blessings）。

不過詹納發現的疫苗在對抗天花的醫學史上，一開始是走得跌跌撞撞，普羅大眾的疑慮是可以預見的，當時的諷刺作家大聲疾呼說，將牛痘膿包放入人體內，可能導致身體長出牛角，畫出了一幅令人發噱的圖片（圖1），他的無知助長了人們的懼怕。

於是人類史上第一個反疫苗運動就此產生了。

宗教的力量或許也可以解釋這股阻力，一些神職人員譴責疫苗的接種，是人類對上帝賜予的治癒能力一種侵犯，而且從聖經的角度出發，這種來自動物的材料注入人體內，當成是疫苗對抗疾病的行為，被很多人視為信仰不堅而且褻瀆神明。

民眾對牛痘疫苗的恐慌是可以理解，可惜當時連醫師也加入這股反對疫苗的行動之中。在一八〇五年發行的一本小冊子中，英國皇家內科醫師學院的成員威廉·羅利（William Rowley）發出警告，提醒大家不要接種疫苗，指出接受疫苗之後可能出現可怕的副作用：被接種的人可能開始像一頭牛，從他的頭上長出真正的角，也會長出蹄來走路，而且認為牛痘會損害一個人的血統。

羅利並語帶恐嚇提醒男性，認為沒有一個女孩子會嫁給任何一個接受疫苗接種的家庭，因為它有潛在的風險，後代因此會染上骯髒野獸的疾病。

另外有一位叫班傑明·莫斯利（Benjamin Moseley）的醫師更發出嚴重的警告，接種

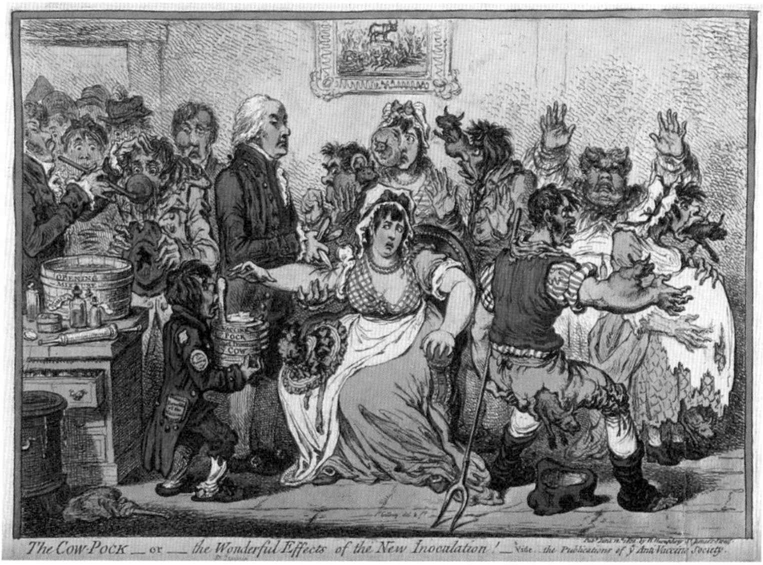
The Cow-Pock __ or __ the Wonderful Effects of the New Inoculation! __ Vide. the Publications of ye Anti-Vaccine Society.

圖1 ——— 當時的人誤以為種過牛痘疫苗的人們會長出牛角、牛毛，詹姆斯·吉爾雷於公元1802年繪。

牛痘疫苗除了身體劇烈的反應外，還會出現奇怪的心理影響。他說詹納的疫苗會導致奶牛狂熱（Cow Mania），一種讓女性想要和牛發生性關係的衝動，可能會生下半人半牛的嬰兒及歇斯底里症。

莫斯利和羅利兩人還聯手在全國各地辦巡迴演講，助長了這種反疫苗的聲勢，據醫學史專家的統計，即使英國當時每年至少有四萬人死於天花，牛痘疫苗的接種率並沒有顯著的提高，這種現象除了反疫苗運動的鼓吹，還包括疫苗沒有明顯立即的效果之外，其實當時的衛生條件不佳，讓接種的人面臨破傷風、傷口感染，甚至是梅毒的併發症，嚴重者更導致死亡，加深了大眾的疑慮。

有鑑於死亡率居高不下，加上接種率不高，英國在一八五三年通過了強制疫苗接種法（Compulsory Vaccination Act），規定所有的嬰兒都要接種牛痘疫苗，可惜這種強制的手段，卻引發更多民眾覺得人身自由受到威脅，這種情況散播迅速，有歷史學家指出，和維多利亞時代印刷術的改進有關，它讓大眾可以用低廉的價格得到期刊和報紙上的資訊，施打疫苗的壞處，和現在假新聞的散播有異曲同工之妙，所以正反兩面的想法變成是一種訊息的戰爭。

創刊於一八九七年的英國期刊《全國反強制接種疫苗報告者》（National Anticompulsory vaccination reporter）常常在社論中，陶醉於它的激進主義，並且曾經公開宣示：「作為一個心地善良、開明的反疫苗者，為徹底摧毀醫學專制主義而努力，是我們義不容辭的責任，也是我們堅持不移的目標！」

當然也有《潘趣》（*Punch*）或《月光》（*Moonshine*）的幽默出版物，常刊出不少反對「反疫苗接種者聯盟」，抑或是其相關擁護者不理性的狂熱及行為的批判，是不是和現今的網路訊息作戰很像呢？

在這裡我不想浪費太多的篇幅，再去討論疫苗正反擁護者的歷史，我想說的是，不管反對者喜不喜歡，牛痘的接種讓天花終於在世界上銷聲匿跡，不過這也要詹納發現疫苗的一百五十年之後，人類又付出了數以千萬的生命代價才完成的。

不過反疫苗人士不是沒有著力點，二十世紀兩件疫苗的醜聞讓人們看到了醫學的困境。

第一個是卡特疫苗事件。在一九五五年卡特製藥公司（Cutter Laboratories）生產了十二萬劑小兒麻痺減活疫苗，結果造成二百名以上的兒童有了不同程度的肢體麻痺，更慘的是也有超過十人因此死亡，受害者的家庭集體告上法院，皆獲得相當程度的賠償。

另外一件是一九七六年二月間，美國新澤西迪克斯堡（Fort Dix, New Jersey）**爆發了豬流感**。當時適逢美國總統大選將近，福特總統擔心如一九一八年大流感流行那般，因而影響自己的選情，於是在疫情還沒有開始延燒的時候，便在當年秋天實施大規模的疫苗接種，他本人打疫苗的情形還登上電視轉播（圖2），結果是疫情沒有爆發，但是在全國接種二十二%人口中，不僅有人死亡，更有不少接種疫苗的民眾發生了神經系統的毛病，經由統計發現，接種疫苗的人產生的併發症，遠比得到流感的人還多，讓福特總統灰頭土臉。

看完我說的故事，你是否會有些懷疑，現今任何疫苗的政策都有疏漏？事實上也是如此，在流行病面前人類一

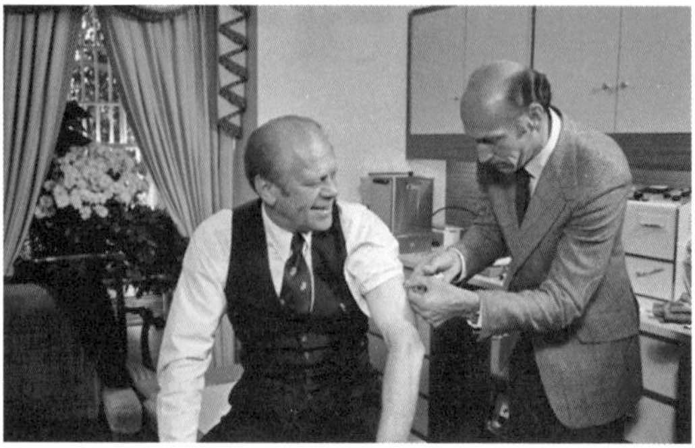

圖2 ——• 美國總統福特在電視直播鏡頭前接種豬流感疫苗。（圖片來源：維基共享）

直是脆弱而且無助，但科學的發展讓大流行的死亡人數不若之前沒有疫苗時的恐怖——說疫苗的副作用是必要之惡，或是在錯誤中學習都可以，唯一不變的是，在科學實證的面前，人類因為大流行疾病接受疫苗的好處，往往比壞處還多很多，這點是反疫苗人士一直沒有辦法說服我們的。

人體運送器——疫苗遠征隊藉由小孩傳染牛痘

一八〇六年九月佛朗西斯科・哈維爾・德・巴爾米斯（Francisco Javier de Balmis）博士率領的疫苗遠征隊，風光的回到西班牙的馬德里，他受到西班牙國王查理四世（Charles IV of the Spain）的表揚，並稱讚他為國際英雄，因為他所率領的團隊不只在美洲，也在菲律賓替那裡的好幾十萬居民接種了牛痘，以預防天花的肆虐，算是替國家維護了殖民地居民的安全，避免因為疾病流行的死亡重創經濟活動。

巴爾米斯參與的任務稱為「皇家疫苗遠征隊」（The Royal Philanthropic Vaccine Expedition，西班牙文叫 Real Expedición Filantrópica de la Vacuna），是由查理四世所召開的「印度委員會會議」（Consejo de Indias）所決定，起因是在一八〇二年當時美洲的西班牙殖民地新格拉納達（New Granada，即今哥倫比亞）的聖達菲（Santa

Fé）發生的天花大流行，總督向國王尋求幫助，所以國王在接受了當時的御醫約瑟．弗洛雷斯（Joseph Flores）的建議之下，派遣了一艘載有天花疫苗的護衛艦，往新大陸去替那裡的居民做牛痘接種。

接種牛痘預防天花的方法在一七九六年由英國的詹納醫師所發明，隔年查理四世就意識到它的重要性，因為他的女兒特瑞莎（Teresa）、弟弟及弟媳葡萄牙公主維多利亞都死於天花，更遑論因為天花而留下疤痕的女兒路易莎（Luisa），於是他下令開始替平民接種牛痘。

在西班牙境內對民眾接種牛痘相對容易，其方法是將感染牛痘的人身上的膿包弄破，將裡面的汁液收集起來封存，然後將健康的人身上用搔抓或小刀片製造傷口，將上述的汁液塗在裡面，藉由身體產生牛痘的感染，進而預防天花的發生。

但是要將疫苗送到遠在千里之外的新大陸問題就來了，因為並沒有合適的方法能將這些膿包的汁液送到那裡去，即便能送到那裡大概病毒也死光了，達不到讓健康的人得到牛痘的方法，於是弗洛雷斯想到了一個好方法，就是載一群孤兒上船，藉由多次傳染接種牛痘，利用人鏈拉長時間，好把新鮮的感染汁液送到目的地，簡單的說，先讓一個小孩感染牛痘，等到膿包形成之後，一段時間再弄破它，將它感染到下一個健康的小孩身上。上述的方法是不是像今天運送疫苗的冷鏈技術？只不過裝載疫苗的容器是孤兒罷了。

經過多次的審議及計算，巡洋艦瑪莉皮塔號（Maria Pita）被選成此次的護衛艦，醫療團隊由巴爾米斯率領，副手是約瑟夫・薩爾瓦尼（Josep Salvany），另外還有三名外科助理醫師及四位護士，其中最重要的有二十二個孤兒，照顧他們的重責大任除了醫療人員之外，還有孤兒院的院長伊莎貝爾・贊達爾・戈麥斯（Isabel Zendal Gomez），值得一提的是，伊莎貝爾的兒子也在裡面。

遠征隊於一八〇三年十一月三十日從西班牙的拉科魯尼亞（La Coruna）出發，大家可以想像這段旅程一定非常辛苦，除了海上波濤洶湧、天氣寒冷之外，被接種牛痘的小孩一定會忍不住用手去抓那些膿包，如果提早被抓破而流出寶貴的汁液，事情可能就因此前功盡棄。所以安撫他們的重責大任，就落在伊莎貝爾身上，而事實證明她沒有讓大家失望。

經過了三個多月，疫苗遠征隊到達的加拉加斯（Caracas，即今日的委內瑞拉），二十二個小孩的感染鏈，只剩下一位小孩有膿包，這也已經足夠了，巴爾米斯一下船就迫不及待和當地的衛生官員合作，開始了牛痘的接種，根據文件的記載，大概在兩個月以內，他們就替加拉加斯及其他的周邊地區一萬二千人接種了疫苗。

和這件事同等重要的事，巴爾米斯成立了疫苗委員會來監測疫情，並保存了接種疫苗的紀錄，同時還培訓了疫苗接種的技術人員，安排之後的教育訓練，和今日的公共衛生手段可說是相去不遠。

為了讓殖民地居民接種牛痘的人數能大幅增加，遠征隊在此一分為二：一隊跟著薩爾瓦尼向南走，往今天的哥倫比亞、厄瓜多爾和玻利維亞區域，這段旅程相當險惡，因為要穿越當時令人敬畏的安地斯山脈，帶著強烈使命感的薩爾瓦尼所到之處，大家都視他為救星，教堂會敲響鐘聲致意，順便通知居民來此接受牛痘接種，甚至有時會燃放煙火表達感謝。

可惜薩爾瓦尼救得了別人救不了自己，在這段旅程中先是生病弄瞎了自己一隻眼睛，接著又因為感染肺結核而拖著生病的軀體繼續為民服務，結果沒有多久就死亡了，不過也因為他的努力，估計這一支疫苗遠征隊也替超過二十萬人接種了疫苗。

巴爾米斯這條路線也成果豐碩，他穿越了墨西哥，沿路的城鎮有超過十萬人接種疫苗，中途他們抵達了墨西哥城，將這些孤兒交給了這裡的認養家庭，這也是當初將他們帶往船上的交換條件，算是一個各取所需的圓滿結局。

在太平洋沿岸城市阿卡普爾科（Acapulco），遠征隊又接到了查理四世的命令，要前往西班牙殖民地的寶地——菲律賓，替那裡的居民接種疫苗，這時又有二十五位孤兒被選中為此次的疫苗人體轉送器，而伊莎貝爾雖然已經沒有合約的束縛，她還是決定無條件陪著這些人前往，像之前一樣照顧這些孤兒的起居。

一八四五年四月十五日，他們抵達馬尼拉，據紀錄也替當地約兩萬名的居民接種了疫苗，他在當地還成立了訓練中心，要求他們留下詳細的接種紀錄。部分船員乘坐的另一艘葡萄牙籍商船勤奮號（La Diligencia）前往澳門，船上有三位男童擔任此次的疫苗乘載任務，而巴爾米斯則到達了廣州，他在那裡也試圖接種疫苗，不過到底接種了多少並沒有紀錄。

遠征隊最後也踏上歸程，最難能可貴的是他們中途停留在英國管轄的聖赫勒拿島（Saint Helena），儘管當時西班牙和英國還處於敵對狀態，巴爾米斯還是慷慨地向當地居民提供了疫苗接種。

巴爾米斯最後光榮回到西班牙，連詹納醫師也稱此遠征隊的功勞是歷史上最崇高的，而且是廣泛的慈善事業，雖然他的支持者是帝國主義為了維持殖民地的利益所做，但是仍不脫人道主義的精神，畢竟人還是經濟活動的主體啊！

雖然查理四世在世期間正經成就並不突出，甚至在疫苗遠征隊回國後不到兩年的時間內，就被他的兒子逼下台，但是史學家還是對他的遠見，以及建立公共衛生的付出有極高的評價。

巴爾米斯雖然占據了疫苗遠征隊大部分的光環，但是有兩個人我們也必須要稱讚他的貢獻，一位是為了拯救居民而翻山越嶺最後不幸病逝的薩爾瓦尼，如果沒有他的努力，那些位在新大陸偏遠孤立的小鎮大概也打不到疫苗，天花一來大概就滅村了；另外令人敬佩的是伊莎貝爾，要不是她悉心照顧那些孤兒，讓他們當好疫苗人體運送器的責任，那時的新大陸不知道又要死多少人，搞不好疫苗遠征隊的工作也會失敗。

所以一九五〇年，世衛組織承認了伊莎貝爾是第一位參加國際義診團的護理人員，馬德里地區以她的名字設立了伊莎貝爾·贊達爾急診醫院（Hospital de Emergencias Enfermera Isabel Zendal），那是在COVID-19病毒肆虐的期間，於二〇二〇年十二月就開始營業，僅花了一百天就蓋好了。

奪走數千萬生命的「西班牙女郎」——一九一八年的流感為何如此致命？

一九一八年五月二十二日西班牙馬德里的《ABC日報》提到了一則新聞，有個很奇怪、像是流行性感冒的疾病正蔓延，而且好像是從五月初就開始——這是有關一九一八年在全世界奪走數千萬生命的流感第一則公開報導，而其他被肆虐的國家並沒有類似的相關新聞，原因很簡單，因為當時第一次世界大戰正如火如荼進行著，沒有一個交戰國家敢透露自己正遭受疾病肆虐，而西班牙是中立國，所以記者能夠自由自在報導。

造成一九一八年大流感在西班牙流行，除了其邊界與其他交戰國接壤，人員可以自由往來將病毒帶進國內，另一個重要的原因是五月十五日是馬德里最著名的聖伊西德羅節（Fiesta de San Isidro），大批的居民會參加他們的城市守護神相關活動，除了有大型彌撒外，更在下午會有遊行，整個城市不管是住民、抑或是遊客，在這個萬頭攢動、大家摩肩擦踵的歡樂時刻，變成是流感快速傳播的溫床。

由於是西班牙首先報導一九一八年大流感的相關訊息，於是大家之後就暱稱此次流感為西班牙流感（Spanish Flu），也有人隱晦地說是西班牙女士（Spanish Lady）。為了這個流感，全世界付出了慘痛的代價，因此在之後傳染病的專家們都絞盡腦汁，想找出它的致病原，可惜除了當時的技術不佳之外，如何找到相關的人體組織培養出病源，也是問題的所在，不過一位微生物專家的堅持，終於可以讓這可怕的病毒露出真面目。

一九四九年一位瑞典裔、在美國愛荷華大學（The University of Iowa）攻讀博士學位的約翰．胡爾廷（John Hultin），無意間聽到一位病毒學家說：「阿拉斯加的永凍土下，可能存在沒有腐爛的遺體，身上的組織應該還存有大量的病毒。」胡爾廷的研究也包含一九一八年的流感病毒，可惜並不是主要的部分，於是他將這件事放在心中兩年。

一九五一年，胡爾廷下定決心，前往阿拉斯加的布瑞維格米申（Brevig Mission），它是位於西沃德半島（Seward Peninsula）的小城市，一九一八年十一月的五天內，八十個村民中有七十二人死於流感，倖存的人和當地的傳教士將這些人挖了一個集合墓穴，藏在永凍土下，上面用兩個小十字架標示。

胡爾廷向村長及教會說明來由，並且得到他們的同意，在幾位大學同事的幫忙下，以不得在此生火為條件，成功在五具遺體內獲取不少肺部組織，將它們送回實驗室，為了得到較佳的保存，胡爾廷在螺旋槳飛機多次落地加油時，他還利用滅火器中的二氧化碳，重新冷凍這些樣本。

可惜還是老話一句，當時實驗室分離培養病毒的技術不夠先進，從阿拉斯加帶回來的那些樣本，無法成功分離出一九一八年大流感的病毒，不只胡爾廷，全世界的病毒專家都一籌莫展，胡爾廷暫時放棄了這件事，不過他一直沒有忘記。

時間過得很快，四十六年後，也就是在一九九七年，《科學》（*Science*）雜誌，發表了一篇由傑佛里．陶本伯格（Jeffrey Taubenberger）團隊發表的文章，名為〈一九一八年西班牙流感病毒的初始基因特徵〉（Initial Genetic Characterization of the 1918 Spanish Flu），當然胡爾廷也看到了。

陶本伯格是一位分子病理學家，在美國華盛頓特區的武裝部隊病理研究所工作（Armed Forces Institute of Pathology），他在文章中所建立的病毒RNA測序，檢體是來自一九一八年九月二十日駐紮傑克遜堡（Fort Jackson）一位二十一歲年輕男性的軍人，他在發病後送到軍醫院六天內就死亡，其肺組織是被石蠟封包住，放在美國一個滿布灰塵的倉庫裡。不過研究還是無法完全對一九一八年大流感病毒的基因確實定序，文章的最後，陶本伯格表示還需要更多的組織來揭開病毒的真面目。

胡爾廷當然知道如何找到關鍵的組織，於是他寫了一封信給陶本伯格，問他是否對於在阿拉斯加永凍土下的那些可能還沒有腐敗的屍體有興趣，結果他給了正面的回應。

此時的胡爾廷已經退休，他拿出自己退休的老本三千兩百塊美金，再次回到布瑞維格米申，據說他還帶了自己老婆的園藝剪助陣。七十二歲的他再向村裡的委員會申請挖掘墓地，也親身參與了遺體挖掘的工作。

在忙了五天之後，一位深埋七英尺永凍土下，遺體沒有完全腐爛的二十多歲女性出土了，胡爾廷將她取名為露西（Lucy），取出其肺部組織後，被送到了陶本伯格的實驗室，加上之後又取得的另一位一九一八年九月二十六日死於軍醫院的三十歲軍人石蠟封包的肺組織，他們的研究算是得到很大的助益。

如果你以為事情就到此為止那就大錯特錯，陶本伯格的團隊雖然有了病毒量足夠的組織，他們還是得再花了一段相當長的時間，才能在二〇〇五年把成果發表於《自然》雜誌上，重建了一九一八年流感的基因定序是H1N1——病毒專家們都覺得非常奇怪，此病毒株今天依然是常見的流感原因，例如二〇〇九年的豬流感事件，雖然跟它很相似，但毒性並沒有那麼可怕。

為了揭開一九一八年大流感為何如此致命？美國疾病管制中心聘請了微生物專家泰倫斯・敦比（Terrence Tumpey）博士，由他負責研究，為了降低公眾及同事的風險，他簽下了類似生死狀：除了實驗室同事下班他才能夠離開之外，實驗室儲存病毒的冰櫃只能掃描他的虹膜才可以打開，而且必須每天服用抗病毒藥物奧司他韋（Oseltamivir），所有感染的風險必須自己承擔。

病毒最終在實驗室被泰倫斯博士復活，經過動物實驗了解，隱藏在病毒中遺傳結構的突變，讓一九一八年流感病毒利用不同以往的方式攻擊患者的肺部，並引起不成比例的免疫反應，稱為「細胞因子風暴」（Cytokine Storm）。

細胞因子風暴帶來的是身體免疫細胞過度反應，希望阻止病毒在肺部的攻擊，結果反而引起更多免疫細胞來填充肺部組織，免疫反應強的人更遭受劇烈的作用，簡單的說，病毒讓患者的免疫細胞把自己淹死，而且常常發生在年輕的人身上，是病毒欺騙人類的免疫系統把自己害死。

說完了找尋一九一八年流感病毒的故事，不知道你是否和我一樣感觸良多，在世界上總有很多不計名利兢兢業業努力的人，專心致志在自己的研究領域上，為了人類的福祉沒有放棄希望，像是泰倫斯和胡爾廷等人，前者像是孤獨的勇者，在充滿艱辛的道路上，冒著生命的危險前進，而後者即便是退休了，還不惜拿出自己僅剩的資源，為心中殘存的理想火種努力著。

另外一九一八年流感的病毒也告訴我們，人類對於各種新興病毒仍是無法全力防堵，細胞因子風暴也存在近年肆虐全球的新冠病毒，我們唯一能做的，就是好好保護自己，在困難中慢慢找出解決的方案，雖然看起來令人沮喪，不過也讓我們永遠懷抱希望。

護體神功和縮陽症——武俠小說的功夫真的存在嗎？

我是個好奇寶寶，向來對周遭想不通的事物，都抱持著追根究柢的精神，即使是看電影或文學作品，要是發現有什麼不對勁的地方，也會想去發掘其中的道理。就像我因為金庸小說裡的《倚天屠龍記》，發現波斯明教總壇有個霍山老人的典故，爬梳了醫學的歷史，就讓我寫了一篇〈仙山裡的藥〉，探討了大麻在人類醫療史上的故事。

另外武俠小說裡還有一件我想不通的事，就是有關於刀槍不入的功夫，我一直在尋找科學的解釋，可惜目前沒有什麼進展，不過卻因為周星馳主演的《鹿鼎記》，讓我發現了刀槍不入的神功或許是種病態。

話說周星馳主演的韋小寶，在《鹿鼎記》裡要替乾隆對付武功高強的鰲拜——

一位被塑造成有刀槍不入神功的絕世高手，練就了所謂「縮陽入腹」的方法，讓對手無法在人體最脆弱的部分找出破綻，給予重擊。

這種以「縮陽入腹」，或是有時用「童子功」等等的語彙，是許多武俠小說描述刀槍不入神功常見的橋段，但是以現實面來講，似乎是不太可能，在醫學上或許有「隱睪症」可窺知一二，但要陰莖完全沒入腹腔裡面，還真的找不到可以解釋的醫學紀錄，充其量在中醫的《黃帝內經》中有記載：「厥陰終者，中熱嗌乾，卵上縮而終矣。」

這種描述大概是陰囊因為遺體失溫而攣縮變小，連睪丸都沒跑到腹腔內，更談不上什麼縮陽入腹。

不過若讀者以縮陽入腹上網路搜尋，可以發現一個有趣的疾病叫「縮陽症」（koro），此病乃是患者相信陽具縮進腹內是嚴重的事，產生緊張、不安恐懼的心情，這種特殊的疾病最先見於中國南方，以及泰國馬來西亞等東南亞的國家，由於馬來人用土著語「koro」（亦即龜頭）稱呼此病，被最初報告的西方學者沿用迄今。

患有此病以年輕男性居多，偶見於中年的男性甚至於嬰兒，女性也有可能發生，只是她們沒有陽具可以內縮，患病時的恐懼以乳頭內縮為主，臨床表現除了有焦慮、害怕，和極度的恐慌外，有人甚至會有瀕臨死亡的感覺，因此全身顫抖、大汗淋漓，鬼吼鬼叫等等，所以緊緊抓住自己的下陰部，女性則抓著乳頭使勁往外拉，以防止自己死亡，新加坡有位男性甚至用老式秤夾扣著自己的陽具，以防止它縮入腹腔內。

這樣的病人經過仔細的臨床檢查，根據美國夏威夷大學精神科教授曾文星的整理，往往可以發現男性自小缺乏與父親，或同性的成人認同長大的機會，少了那麼點男性的信心與尊嚴，容易受到迷信的影響，篤信「一千粒米造一滴血，一千滴血造一滴精」的概念，以為精液排泄過多會導致身體的虛弱。

根據文獻的整理，縮陽症由來已久，而且與文化有密切的關係，在某些地區有大流行的紀錄，底下三個東南亞國家就曾經發生過。

一九六七年時，新加坡發生了豬瘟，於是政府就替所有的豬隻打預防針，數個月之後有人謠傳，吃過打預防針的豬肉，會讓男人發生縮陽症，學者努吉（Nugi）於一九六九年進行回溯調查，發現當時有上千人到醫院就診，某醫院的五百三十六名患者中，華人就占了九十五%以上，只有二．二%是馬來人，由於當時華人和馬來人的關係不好，於是有人推斷，信奉回教的馬來人不吃豬肉，因此散布吃豬肉會造成縮陽症的謠言，造成華人的恐慌。

而在一九七六年的泰國，也曾發生集體的縮陽症。當時正是越戰開始不久，很多寮國人害怕越共，只好偷渡邊境逃到泰國，大量的難民給了泰國當地不小的困擾，所以社會上就謠傳，越共隨著難民來到泰國，在米裡放了不知名的東西，好讓泰國男人吃了陽痿，所以如果越共來了之後，就可以肆無忌憚玩泰國的女人。

於是在泰國東北部難民大批湧入的地方，根據學者蘇瓦萊特（Suwaulet）等人的報告，有超過千位男性到醫院求治，結果驚動了泰國政府，最後還派出宣傳車以安撫民眾，情況才慢慢好轉。

一九八二年印度也發生縮陽症的流行，根據學者恰克拉伯帝（Chakraborty）在兩年後的統計，大量患者出現在印度東北地區，只是沒有很多人去求治，所以罹病人數不可考，這次的情況和泰國一樣，政府也派車出來宣傳安撫民眾，學者的意見認為該區和孟加拉接壤，當時經濟條件上印度人生活比原住民好，對當地的原住民造成一種威脅，因此縮陽症以當地由孟加拉遷居來的原住民較多。

最後談到的是中國的海南島，這是歷史上記載多次大流行的地方，早在清朝咸豐十一年就有縮陽症的病例報告：

「縮症行，男縮陽、女縮乳，或縮手耳，後作豬犬聲，急用薑、雄黃抹之，並鳴金轟砲即止，間有縮盡死者。」

還是第一次有人因縮陽症而死的紀錄。

學者莫（Mo）等人統計，海南島人在一九五二、一九六二、一九六六、一九七四及一九八四年都發生過縮陽的大流行，如果對照歷史事件，一九五二年是土改，一九六二年是生產大躍進，一九六六年是文化大革命，一九七四年是當地流行腦炎，一九八四年是海南島稻米歉收，這些時期皆為社會發生巨大變化的重要時刻。

另外一個有趣的現象是當時村落若有縮陽症的病人，村裡的人都會非常惶恐，認為是魔鬼入侵，除了派人拿武器鎮守在村莊的邊界外，還會敲鑼打鼓燃放鞭炮，甚至到廟裡求道士進行儀式驅魔，如果知道鄰村有人也得了病，才放心停止前述的所有行為。

從以上我整理的資料大家可以了解，縮陽症的流行或許和文化以及時局的動盪有關，不過零星的個案不見得有相似之處，如同二〇二一年加拿大學者史蒂普（Strip）發表的期刊可見，縮陽症並不是亞洲國家的專利，近三十年歐美也有十三個國家有病例報告，而且他所經手的七個加拿大患者，並非是東方臉孔。

從武俠小說的護體神功談到縮陽症，是不是讓你大開眼界呢？理論上我是不相信有什麼刀槍不入的功夫，更遑論縮陽入腹是習武的最高境界，不過人生為什麼要那麼嚴肅呢？我不會因為找不到神功而沮喪，反而是看到那些資料的當下非常快樂，這麼多有關醫學史的奇聞或怪事，一直是我可以寫作，分享給各位的泉源。

／第二篇／

千奇百怪的醫療工具與治療方式

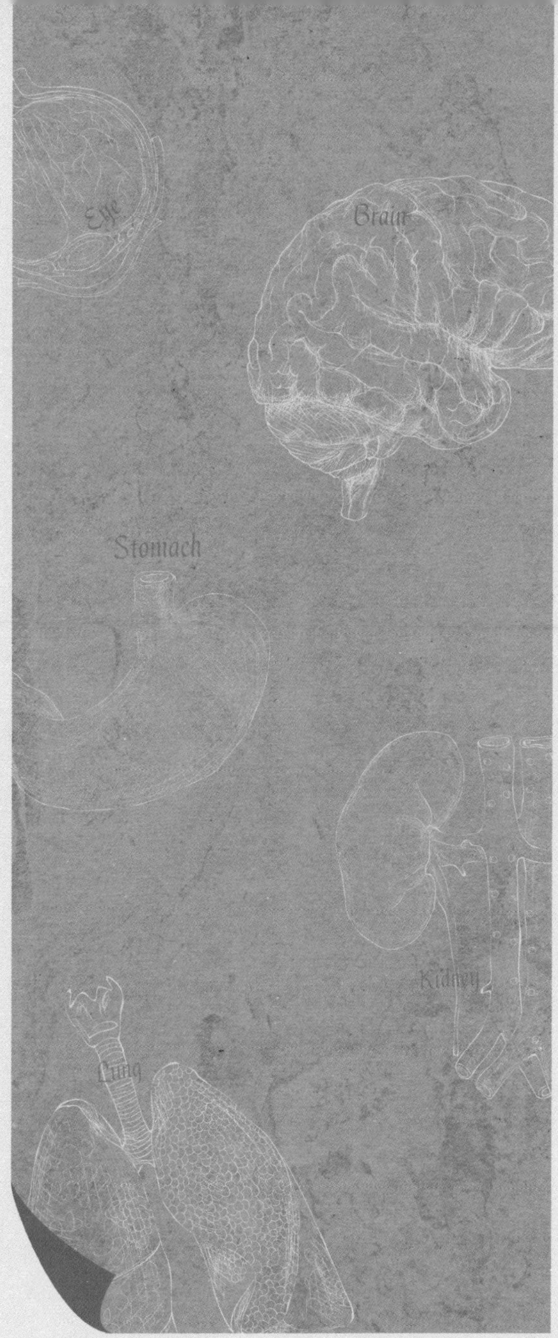

按摩槍的妙用——最早是為了治療女性的歇斯底里？

最近電視廣告忽然興起了一股按摩槍的熱潮，有健身教練現身說法，替趴在床上的學員示範如何放鬆緊繃的筋膜，緩解運動後的疲勞，同時我也看到有些女同事買來使用，在休息空檔對著手部、肩頸肌肉展開自我療癒的工作。

老實說上述的這些畫面，我看到的當下會有不好的聯想，這不能怪我，因為按摩槍的發明及其妙用，在醫學史的紀錄相當有趣，不僅牽扯到歇斯底里的治療，也引發了三位女性歷史學家之間的論戰。雖然沒有預期在學界引爆了討論的熱潮，卻也讓我有了深刻的反省，歷史的真相什麼部分才是重點，端看引述它的人如何使用。

瑞秋・緬因斯（Rachel Maines），是一九七一年畢業於匹茲堡大學（University of

Pittsburgh）古典文學的學士，她專門研究古代科學及技術，一九八三年在卡內基梅隆大學（Carnegie Mellon University）獲得應用歷史及社會科學博士學位，其博士論文是〈國防用紡織品：二十世紀紡織品和服裝的緊急政策〉（Textiles for Defense: Emergency Policy for Textiles and Apparel in the Twentieth Century），她也曾經是康乃爾大學電機工程學校的訪問學者。

瑞秋更是匹茲堡美國針線活歷史中心（Center of the History of American Needlework）的創建人之一，早期研究的論文都集中在紡織品和針線活的歷史，也算是典型的學術研究代表，不過一切在她研究了十九世紀末及二十世紀初女性雜誌中的針線活廣告時，一則有關震動器（Vibrator）的廣告引起了她的興趣，廣告中的女性使用和今日相似的電動按摩槍（圖3），按摩頭頂和背部，不過它的副標題說明它是令人興奮（thrilling）、令人振奮（invigorating），並且保證說：「所有年輕的穿透性快樂都會在你的身上跳動！」於是瑞秋一頭栽進了震動器的研究裡。

瑞秋的論文是那麼令人臉紅心跳，她的第一篇相關研究刊登於巴肯生活電力博物館（Bakken Museum of Electricity in Life）的時事通訊文章，結果由於內容相當

The International Electric Hand Vibrator

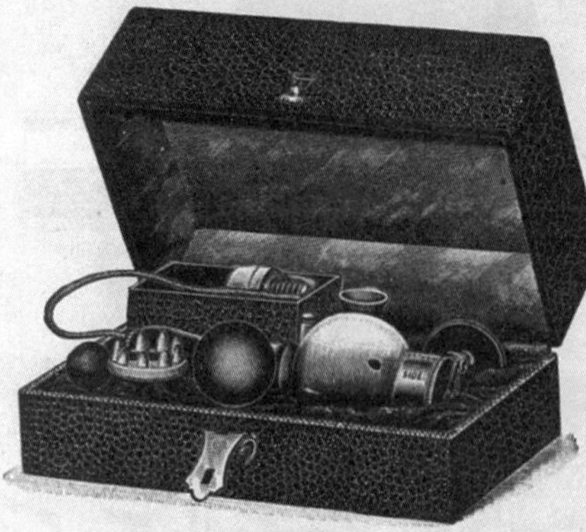

The illustrated vibrator gives a complete range of vibrator stimulation. It is firmly constructed, neat in design, light in weight and effective in service. The handle is 3 inches in diameter, 7¾ inches long and weighs only 2¼ pounds. You can obtain from it the lateral and percussion stroke as well as the angular stroke. All adjustments can be made while holding the handle in the same position.

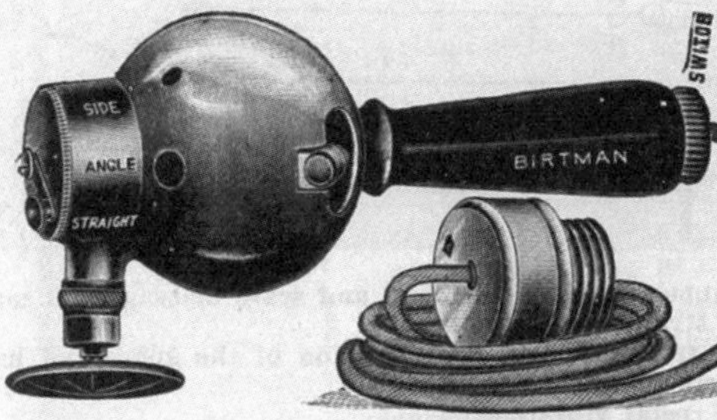

Cord and plug are attached so that it can be connected to any circuit. Switch for turning the current on and off is conveniently arranged in the handle. No vibration of the operator's hand. It is only necessary to hold the instrument with one hand, even though the deepest vibration is intended.

圖3 ——• 醫生借助震動器為女性治療。
（圖片來源：bbc）

驚世駭俗，據她在日後接受訪問表示，克拉克森大學（Clarkson University）以贊助人會取消對學校的捐獻為由，取消了她副教授的職位。

三年之後，瑞秋再接再厲，以一篇名為〈社會偽裝技術：電動按摩器的案例〉（Socially Camouflaged Technologies: The Case of the Electromechanical Vibrator），向知名的電機電子工程學會（IEEE）的技術社會植入學會（Society on Social Implantation of Technology）所編輯的《社會與科技》（Society and Technology）雜誌投稿，一開始編輯還以為她在開玩笑，結果在參考她提供的文獻之後，這篇文章還是刊登了。

瑞秋的文章並沒有獲得很大的迴響，但是她沒有氣餒，最後將完整的研究書稿交給約翰霍普金斯大學出版社，結果在一九九八年就發行了讓她出名的書《性高潮的技術》（*The Technology of Orgasm*），書的副標題是「歇斯底里、電動按摩器和女性的性滿足」（Hysteria, the Vibrator and Women's Sexual Satisfaction）——光聽書名應該就會讓人受不了，而書中的精神可以簡單歸納如下：

1. 歇斯底里以骨盆腔按摩（這是委婉的說法，其實就是將手指插入陰道中按摩），讓女性得到高潮，是自希臘羅馬時代醫學重要的治療方法。

2.維多利亞時代所發明的電動按摩器，就是因為想要快速達到上述的治療效果而發明。

3.骨盆腔按摩以達到性高潮，是父權思想的西方世界下，女性性慾得以宣洩的出口。

相信這種書，不管是普羅大眾，甚至是醫師，都想看看它內容寫的是什麼，瑞秋顯然不負眾望，在第一頁就引用了十七世紀號稱荷蘭的希波克拉底——彼得．范．福里斯特（Pieter van Foreest）醫師，在一六五三年的著作：

「要是症狀像的話，我們必須要求一位產婆來相助。她可以在混合百合、麝香根及番紅花的按摩油幫助下，以手指插入病人的陰道，讓患者可以達到性高潮，這是由蓋倫、阿森維納所建議，對象是那些過著貞潔生活的婦女，尤其是寡婦。」

前述的治療行為，有時還得醫師親自上場，所以你可以看到在十九世紀的一張宣傳海報中（圖4），醫師就提供這樣的服務，不過這種醫療行為，不會單單以性高潮作為宣傳。

另外在書中瑞秋也提到，電動按摩器是由英國醫師約瑟夫・莫蒂默・格蘭維爾（Joseph Mortimer Granville）所發明，而且當時還有不少刺激女性性器官的工具，如強力水柱機等（圖5），都是為了治療女性的歇斯底里而來。

書中提到治療歇斯底里的觀點，也說成是男權邏輯的產物，上述的這些方法是滿足女性性需求不滿足的一種父權社會允許的出路。所以瑞秋的書激發了不小迴響，例如二〇〇〇年美國歷史學會頒給她赫伯特費斯獎（American Historical Association Herbert Feis Award），而且她也是二〇〇九年莎拉・魯爾（Sarah Ruhl）的戲劇《隔壁房間》（*In the Next Room*），以及譚雅・維克斯勒（Tanya Wexler）二〇一一年電影《震動性世紀》（*Hysteria*）的靈感來源。

然而瑞秋書中所說的是真的嗎？其實在書剛發行的時候，它確實是被驚為天人，甚至也有歷史學家給予高度的評價，不過它畢竟是小市場，沒有造成所謂的風

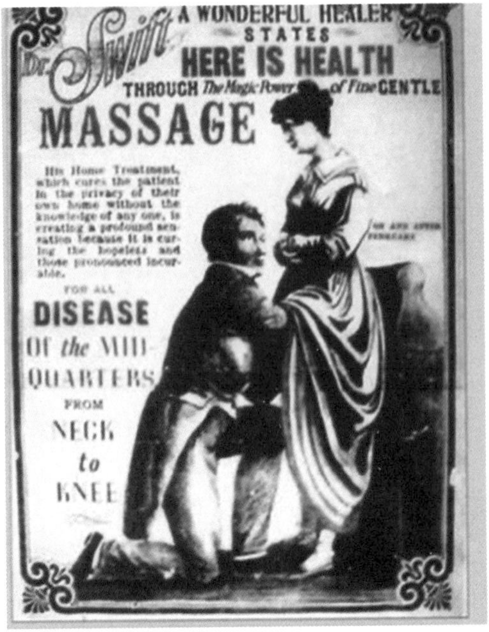

圖4 ——• 一名醫生正在「治療」一名女性「患者」。

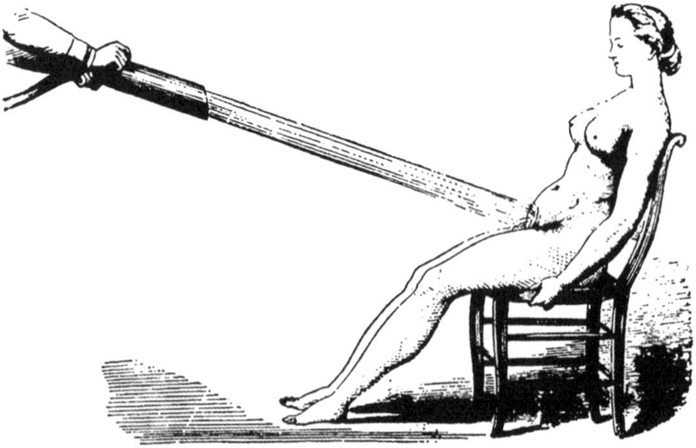

圖5 ——• 接受水療的婦女。

尚與流行，但是幾年後終於兩位女性歷史學家海倫・金（Helen King）及海莉・李布曼（Hallie Lieberman）對她提出強烈的批判。

最先發難的是英國學者海倫，她同時也是英國衛爾康博物館（Wellcome Museum，知名的醫學歷史文物展覽館）長期駐館的研究員。她認為瑞秋所引述的希臘羅馬典籍，或是西方拉丁文的醫書，有以偏概全，甚至是譁眾取寵之嫌，雖說陰道按摩是治療歇斯底里的方法，但另外一隻空著的手，是要放到患者的腹部試著將遊走的子宮定位，因為當時的觀念就是認為歇斯底里是子宮亂跑的疾病，跟製造性高潮一點關係也沒有。

海倫的著作《蓋倫與寡婦》（*Galen and the Widow*）在二〇一二年發表，裡面諸多的論述都在批判瑞秋的論文，暗喻她拉丁文的功力不好，而且引喻失義，海倫的著作最後得到女性古典核心小組的芭芭拉麥克馬納斯獎（Barbara McManus Prize of the Women's Classical Caucus）。

另一個批判瑞秋更厲害的旗手是研究古代性玩具的歷史學家李布曼，她在《正面性行為期刊》中（Journal of Positive Sexuality），批評瑞秋的書中只說對了格蘭維爾醫師發明的按摩器，完全沒有提到它並非女性專用，而是為了舒緩更多的疾病，其中一項和今天按摩槍的使用完全一樣。

李布曼更痛斥瑞秋書中許多錯誤的引用，學界對她這麼高的評價，卻一點也沒有面對錯誤研究糾正的義務，她認為女性性慾的解放是一回事，但是事實更重要。

瑞秋的書給我的感想非常簡單，任何研究若能冷飯熱炒，以令人驚嘆的角度切入，吸引別人眼球的話，大概都可以得到一時的注意，但是要得到別人信服以及通過時間考驗的話，還真的要亮出點真正的實力。

巴氏抹片——醫學與藝術完美的結合

二〇一九年五月十三日Google Doodle（塗鴉創作），把搜尋欄改變成一位醫師在看顯微鏡玻片的漫畫（圖6），這是為了紀念一位希臘裔的醫師喬治・帕帕尼古拉烏（George Papanikolaou）一百三十六歲冥誕，因為他的努力，讓曾經肆虐女性的子宮頸癌能夠早期診斷、早期治療，降低它的致死率，可以說是居功厥偉。

或許大家對帕帕尼古拉烏醫師沒有那麼熟悉，但是如果我說出國民健康署資助的廣告「六分鐘護一生」，你應該很快可以說出那是女星蕭薔和林志玲所代言的子宮頸抹片活動——是的，帕帕尼古拉烏就是發明並提倡「女性子宮頸抹片」檢查的病理專家，而這種抹片檢查也使用他的名字，不過因為他的希臘名字太長，所以被簡稱為Pap smear（巴氏抹片）。

為什麼這個抹片檢查如此重要呢？因為女性子宮頸癌好發於三十五歲到四十五歲之間，根據美國癌症協會的資料顯示，如果能夠定期進行巴氏抹片檢查，可以將子宮頸癌的治癒率從六十六％提高至九十二％。

帕帕尼古拉烏醫師所發明的檢查是彌足珍貴，而且過程和他的移民史相似。一九一三年他從希臘到美國討生活，雖然有醫學學位，還是很難找到匹配的工作，因此他擔任過地毯推銷員、小提琴手和報社撰稿員，最後終於在康乃爾大學的醫學院解剖系找到工作。

一九二八年，他首次在醫學會報告，可以透過子宮頸抹片，早期診斷子宮頸癌，可惜並未受到重視，直到與一位日本插畫家村山橋目（Hashime Murayama）合作之後，透過他精美傳神的作品，讓巴氏抹片更容易讓一般的病理醫師接受及容易判讀。

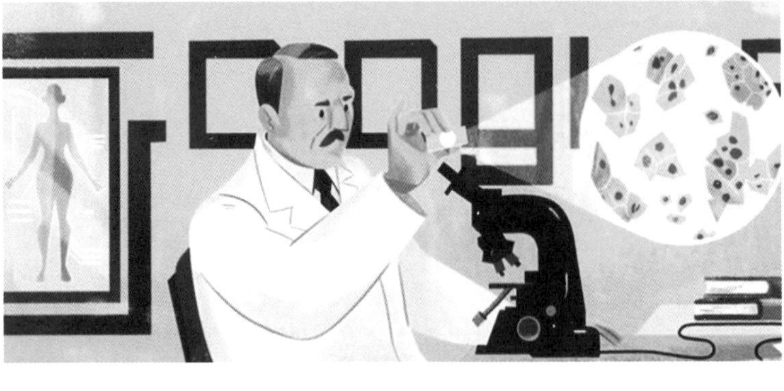

圖6 ——• Google Doodle紀念喬治・帕帕尼古拉烏136歲冥誕。（圖片來源：Doodle 作品資料庫）

村山和帕帕尼古拉烏一樣自移民，在京都學習藝術工作之後，一九〇六年移居紐約，在康乃爾大學找到繪製圖像以及準備解剖標本的工作，在一九一四年他開發了一種安裝生物組織以進行攝影複製的方法，甚至獲得專利。在康乃爾大學工作的期間，他的辦公室和帕帕尼古拉烏醫師相鄰，因為都是移民的關係，他們兩人成為好朋友，他的作品尤其是對細胞組織細膩的描繪，得到帕帕尼古拉烏的高度評價。

美國《國家地理雜誌》透過介紹，在一九二一年邀請村山到華盛頓特區的辦公室工作，為各種生物繪製圖像，村山專精於鳥類、魚及昆蟲的細節描寫，讓雜誌社的編輯群欽佩他製圖的準確性，尤其對他與浪漫主義的結合方式讚不絕口，所以接下來的二十年他過得非常愜意，能夠在這裡一展所長，對快樂的退休生活充滿期待。

可惜一九四一年發生了珍珠港事件，徹底顛覆了村山的生活，反日情緒在美國達到了頂點，《國家地理雜誌》也別無選擇將他解雇，不過在康乃爾大學的帕帕尼古拉烏並沒有忘記這位對於細胞結構畫得栩栩如生的好朋友，邀請他回紐約工作。

在與村山分開的時間，帕帕尼古拉烏在康乃爾的研究，已經把重點從豚鼠的月經週期，轉移到人類的月經週期，而且專注在女性生殖道的疾病，最後他發展出一個令人振奮的方法，透過簡單的棉棒擦拭女性子宮頸，將其細胞檢體用染料變色之後，研究其細胞核的變化，可以早期來診斷患者是否罹患子宮頸癌。

如同之前所言，帕帕尼古拉烏在一九二八年的醫學會議上報告，可惜與會的醫師不僅興趣缺缺，而且還酸言酸語，大家都認為子宮頸細胞的獲取，用針頭穿刺比抹片檢查好太多了，帕帕尼古拉烏發展的技術根本毫無意義可言，失望的他甚至在日後幾乎放棄了這個研究。

事情在一九三九年有了新的轉機，新到的系主任鼓勵帕帕尼古拉烏投入癌症的檢驗，於是他專心在顯微鏡下研究細胞核，慢慢找出子宮頸癌病變的早期細微變化，也對這種過程慢慢有了系統的觀察，可惜它的方法有個缺點，觀察這些變化必須要培訓有經驗的病理專家才行，如果能透過視覺的效果，會讓專家們更容易上手，於是他想到了村山。

村山知道帕帕尼古拉烏需要，於是他利用透明相機（Lucida Camera，一種投影描繪器，利用光學儀器在繪製表面執行被觀察對象的光學疊加，渲染及強調透視的效果）的幫助，達到描繪出細胞立體關係的影像，另外為了符合帕帕尼古拉烏的要求，村山還畫出藝術效果，在一群雜亂無章的正常細胞之中，安插了幾個有癌變的細胞核的不正常細胞——這點和病理學家觀察巴氏抹片時的臨場狀況接近。

上述的工作最難的還是當時美國境內的反日情緒，村山在不斷受到騷擾的情況下努力完成工作，一九四三年他被特工逮捕，部分原因是他的兒子在日本擔任記者，他在華盛頓的家也被找尋證據的調查員洗劫一空。

還好當時的美國司法部長法蘭西斯．比德爾（Francis Biddle）介入調查並在最後釋放村山，因為帕帕尼古拉烏透過朋友，向康乃爾大學董事會懇求，認為村山對癌症診斷的工作非常重要，據說比德爾在他的裁決書中表示，村山是當時在美國唯一可以做這項工作的人，而此時他已經被關了五個月。

一九四三年帕帕尼古拉烏出版了一本有關子宮頸癌的書，其中印出了好幾十張村山的作品，看到這本書對於癌症的早期預防可能有幫助，美國國家癌症中心贊助了史上最大的篩檢試驗，在美國田納西州南部，讓大約十五萬的婦女們接受抹片檢查，然後這些檢體被送到孟菲斯一家診所，參與判讀的病理專家們，都會抬頭看眼前的牆壁，村山的病理製圖提供他們很好的參考。

事實證明巴氏抹片有其重要性，受檢的婦女中有五百五十七位癌前病變被標記出來，她們任何一個人都沒有相關症狀，如果沒有接受這個篩檢，她們可能要到病況嚴重時才會被診斷出來而接受治療，到時候的死亡率一定很高。

歷史也證明巴氏抹片檢查是相當成功的癌症篩檢工具，將子宮頸癌的死亡率降低了七十％左右，也因為獲得如此的成果，帕帕尼古拉烏在一九五〇年接受雷克基金會（Laker Foundation）頒發的醫療貢獻獎。一九六一年他移居到邁阿密，並在大學裡有個自己的專門研究室，叫做帕帕尼古拉烏癌症研究所（Papanikolaou Cancer Research Institute），目前仍在運作中。

至於村山呢？他之後繼續在康乃爾大學工作直到一九五四年去世，並沒有分到帕帕尼古拉烏的光環，有關巴氏抹片的相關紀錄，甚少提到他的貢獻，文章前談到的Google塗鴉中的圖畫，就是他的作品。

如同醫學始祖希波克拉底的名言：「生命是短暫的，藝術是持久的，危機轉瞬即逝，靠經驗是危險的，做決定是困難的。」（Life is short, and Art long; the crisis fleeting; experience perilous, and decision difficult.）正好是這個故事最好的註解，我們已不復見兩位主角的存在，但是兩人的合作在醫學上的貢獻如藝術一樣長存著，人生中的危機就是他們的轉機，至於那些只憑經驗譏諷帕帕尼古拉烏的人，已經沒有人記得他們說過什麼，所以我們可以了解美國癌症中心的決定大規模子宮頸癌篩檢是那麼困難，卻是深具歷史意義，造福了後來的女性同胞。

氣切手術——華盛頓的氣管應該切開嗎？

一八〇八年十月七日，在美國開國元勛喬治・華盛頓（George Washington）逝世將近九年之後，當年在他彌留時，曾經在旁邊參與最後醫療工作的三位醫師之一艾利沙・卡倫・迪克（Elisha Cullen Dick），以懺悔及批判的口吻，寫了一封信給《費城醫學及物理期刊》（*The Philadelphia Medical and Physical Journal*），認為華盛頓之辭世雖然是不可避免，但他提出的權宜之計——氣切手術（Tracheostomy），未獲在場其他兩位醫師詹姆斯・克瑞克（James Craik）及古斯塔夫斯・理查德・布朗（Gustavus Richard Brown）的同意，是他永遠的遺憾。

上述的這封信，在隔年的五月才被刊出，並沒有引起很大的波瀾。除了克瑞克及布朗兩人是位高權重的名醫之外，迪克提出所謂的權宜之計對當時醫學來說，仍是十分艱難而且危險的手術，通常被醫師視為最後的王牌，說它是「置之死地而後生」的霹靂手段也不為過。

且讓我們來看看華盛頓在彌留之際，到底發生了什麼事。

一七九九年的十二月十二日，在維農莊園（Mount Vernon）享受退休生活的華盛頓，早上依慣例開始了例行公事，就是騎馬巡視莊園中的一切，直到下午三點才結束。當天氣候十分惡劣，不僅寒冷潮濕，尤其雪花及冰雹相繼出現，以至於回到室內的他已經全身濕透。

以準時著稱的華盛頓，為了晚餐能準時開動，據記載並未完全將濕冷的衣服替換，因此在隔日清晨喉嚨就開始疼痛起來，倔強的他依然在天氣轉好之後出去巡視莊園，可惜晚上就出事了。

喉嚨疼痛變成聲音沙啞，以至於有傍晚讀報習慣的華盛頓，不得不要求祕書里耳（Tobias Lear）代勞，將內容朗讀給他聽，之後他便早早就寢，希望病情可以進步。

在隔天凌晨兩點，華盛頓的病情驟然變得嚴重，他的老婆瑪莎（Martha）緊急找了里耳，希望將好友兼家庭醫師的克瑞克趕快找來。而在之前，在華盛頓的要求下，熟稔於放血治療（bloodletting）的維農莊園總管喬治・羅林斯（George Rawlins）替他放了半品脫的血（將近兩百五十毫升），同時他也服用了一些含醋的糖漿，但差點被嗆到無法呼吸。

由於病情沒有起色，第二及第三位醫師布朗和迪克也來幫忙。在等待他們的空檔，克瑞克醫師又替華盛頓放血，這次還加上特製的茶飲讓他漱口，而且用當時流行的反刺激療法（Counter-irritation），在華盛頓的脖子上用藥水製造了一些水泡，期盼減緩他的症狀，不過沒有任何進步。

群醫會診的結果，當天中午，華盛頓又被放血一次，再加上灌腸，當然病況沒有任何有效緩解，此時三位醫師之間，對於接下來的醫療作為有了嚴重的分歧。因為克瑞克醫師建議可以在催吐無效之後，再進行第四次的放血，不過迪克醫師卻甘冒不韙，大膽建議可以替華盛頓施予「氣切手術」，因為他虛弱而且呼吸越來越困難。

可惜另外兩位年長的醫師並不領情，對於眼前這位年輕醫師的建議提出強烈質疑，更誇張的是，克瑞克醫師又替華盛頓做了第四次，也是最後一次的放血，其容積高達三十二盎司（大約九百六十毫升）。根據紀錄，在不到兩天的時間，華盛頓被放血達八十二盎司，大概是成年男性體內血液容積一半左右。

可想而知，呼吸困難加上貧血，以至於紅血球的帶氧量不足，華盛頓在當天晚上就一命嗚呼，結束了他在彌留前，被醫師群近乎「凌遲」的醫療行為。

對於華盛頓的死因，近代的史學界與醫界都同意是急性會厭炎（Acute Epiglottitis）造成的呼吸困難，而三位醫師的過度放血也間接加重了華盛頓病情，但對於迪克醫師談到的「氣切手術」是拯救他的權宜辦法，大家其實是有些保留，畢竟當年外科的手術安全性並不若今日。

人類的歷史上對於「氣切手術」的紀錄，大概最早是在古埃及三千六百年前石板上的圖案，只是學者的考究上發現，有人拿著石刀對著像是病患，只因刀鋒方向不同，就以此做為最早「氣切手術」，我認為推論是有點牽強，畢竟莎草紙上並沒有談到手術的作法。而古印度的醫書Rig Veda有提到過氣切手術概念，認為氣管只是被切開，而沒有被切斷，它可以做為通氣的開口，並不能將它視為手術治療。

在十五世紀之前，史學家翻箱倒櫃找了很多醫學典籍，包含蓋倫（Galen）、安蒂勒斯（Antyllus，西元二世紀希臘醫師）、宰赫拉威（al-Zahrawi，阿拉伯十世紀的醫師）、阿威羅伊（Averroes，十一世紀阿拉伯醫師）等等，都有提到氣切手術的建議，只是大都討論勝於實踐，沒有人真正可以完全在活人身上，普遍實施這種救命手術，直到教皇在十四世紀開放人體解剖後，醫師對於人體構造的了解進步，「氣切手術」才有更完善的基礎。

歷史上第一位真正實施「氣切手術」成功的醫生，是義大利的布拉薩沃拉（Antonio Musa Brassavola），他在一五四六年替一位喉嚨長膿的患者做了「氣切手術」，這位患者幸運地存活下來。

我們從史學家整理的資料顯示，從一五六三年到一八三三年之間，人類有紀錄成功的「氣切手術」不過二十八例，探究其原因其實相當簡單，因為全身麻醉還未能真正實施，止血與輸血的方法沒有提出，再加上找不到合適的管子，能作為手術成功後氣管通暢的支撐，都阻礙了該項手術普遍實施的可能性（圖7），所以前面談到的那二十八例成功病例，我只能說除了「老天爺保佑」之外，大概也找不出什麼形容詞了。

因此，我們再談到華盛頓死前的醫療作為，大概後世的人也不忍苛責克瑞克及布朗兩位醫師，更能夠理解迪克醫師的遺憾，只是誰曉得，即便華盛頓接受了「氣切手術」，他能否逃過手術本身造成的出血、休克、氣管阻塞等等的併發症，還有術後傷口感染的危險呢？所以說，將迪克醫師寫給期刊編輯的抱憾之言，視為「馬後炮」一點也不為過。

會將華盛頓死前是否接受「氣切手術」的故事提出來，其實是對今日台灣民眾偏執觀念的感慨。因為還有為數不少的家屬，對現今已經發展成熟、風險性很低的「氣切手術」視為洪水猛獸，其難以決定的狀況，和克瑞克與布朗醫師聽到迪克醫師的建議時，內心的衝擊是相去不遠的。

會有上述的想法，應該是民眾對醫療的不了解所造成的偏差觀念，因為必須接受「氣切手術」的患者大概都是氣管內管使用久了，或是狀況不好的頭頸部病變的病人，因此有一部分人即使接受該項手術，仍不脫死亡的宿命，如此讓很多人誤認：「是氣切手術害死病人，如果不接受該手術，病人不會那麼早死。」

遇到上述這些「倒果為因」，不敢勇於面對親人狀況不樂觀，拒絕為了長期抗戰而接受「氣切手術」的建議，我的心情是十分沉重的。家屬把「手術同意書」視為送病人上火坑的契約，不聽醫師專業的解說，常會讓我無來由想起迪克醫師，心中有無限感慨，兩百多年過去了，民眾對於符合時代潮流的醫療作為，依然還是充滿無知與懷疑。

所以我反對，為了「無效醫療」而替病患實施的任何侵入性的治療，諸如電擊、心臟按摩，甚至是氣切手術或鼻胃管的置入，但是贊成，為了替患者搏一線生機，延長治療戰線的氣切手術，因為唯有透過這種霹靂手段才能讓患者免於更多的痛苦。

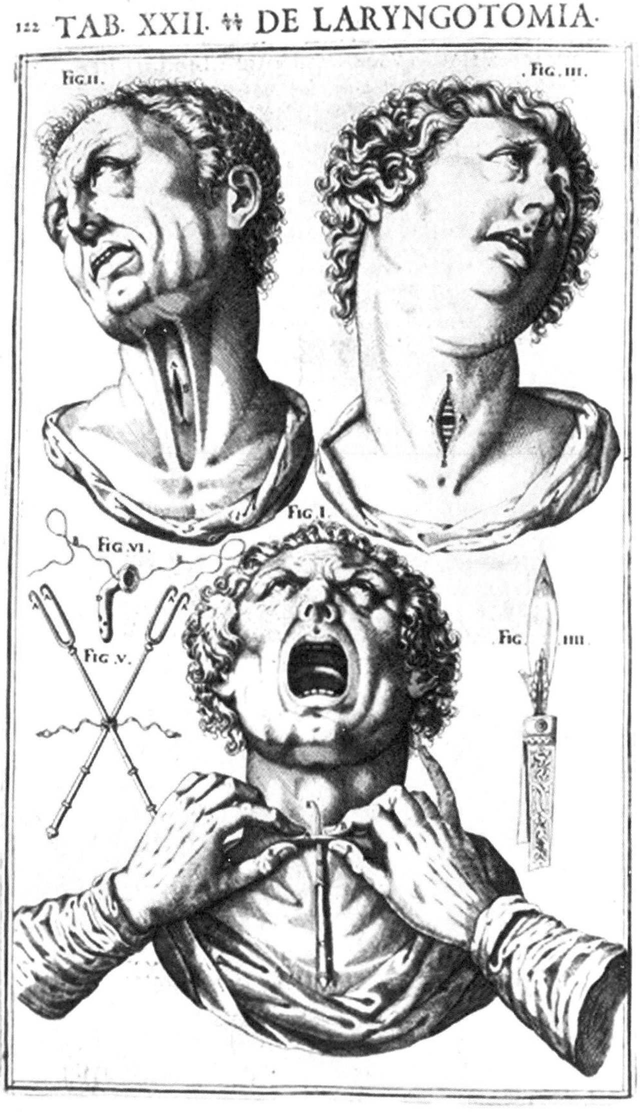

圖7 ——• 義大利外科醫師卡塞里（Giulio Cesare Casseri）於十七世紀初所繪的氣切手術實況，因為全身麻醉還未發明，病患因此表情相當驚恐。（圖片來源：維基共享）

細嚼慢嚥——利用咀嚼食物以驅趕飢餓

長年從事外科的工作，讓我不僅處在高壓的環境之下，也養成吃飯時狼吞虎嚥的習慣，因此近年來一直受到胃食道逆流所苦，還好經過努力改變自己吃東西的節奏，慢慢讓症狀好了一些。

相信不用我說，吃東西能夠多咀嚼上幾口，不只能夠幫助消化，更能訓練咀嚼肌的功能，根據醫學研究報告顯示，如果能將用餐時間拉長到二十分鐘以上，大腦就有辦法接受飽足感的賀爾蒙，得知胃部的擴張，進而減少進食量，甚至可以達到減肥的效果。

另外還有學者指出，人體的唾液腺有腮腺激素（parotin），是一種抗老賀爾蒙，有助於促進細胞活躍，如果你吃東西能多咀嚼幾下，便可以增加它的產量，所以細嚼慢嚥也能養顏美容。

從以上得知細嚼慢嚥有其科學的根據，但是讀者們知道在還沒有這些研究發現之前，歷史上有位仁兄瘋狂的宣傳它的好處，讓字典裡還特別為了他創造了一個新字叫「Fletcherism」嗎？

我們的主角是霍瑞斯・弗萊徹（Horace Fletcher），他於一八四九年生於美國的麻薩諸塞州，十六歲時便離鄉背井出外創業，很有生意頭腦的他最後定居於舊金山，在一八七〇年代靠著進口日本的小飾品和工藝品發了大財，在那之後他就開始了享受的人生，穿著高級的西裝，大口吃著美食，並且買下了一座歌劇院，最後搖身一變成為一名藝術評論家。

人生似乎就按照著他的節奏過著，直到四十歲時保險公司拒絕了他的投保，讓弗萊徹覺得晴天霹靂，因為他的健康報告寫著體重二百一十七磅，是屬於納保族群的高危險者。

看著自己油膩肥胖下垂的肚子，弗萊徹痛定思痛開始接下來的健康生活準則，或許他跟我一樣，覺得吃東西狼吞虎嚥如秋風掃落葉般是不健康的行為，所以他的第一步就是好好的、仔細的、慢慢的將食物在口中多咀嚼幾次，甚至咀嚼成液體一般才算達到目的，正如他到處宣傳其效果，沒有多久體重就減了四十二磅，腰圍更少了七吋。

為了表現這種過度咀嚼食物的方法，弗萊徹甚至在其支持者面前吐出口中的食物——一大坨黏黏的沉積物，認為這樣才可以讓身體吸收所有的養分，因此他創了一個世界紀錄，將大蔥在口裡咀嚼了七百二十二次才吞下肚，至於麵包咬了幾十下才停止簡直是小兒科。

當然咀嚼的方法是它的賣點，大家其實都忽略了弗萊徹還有其他增進健康的方法，就是增加自己的肌耐力。關於這一點他沒有特別著墨，不過他在五十八歲時接受耶魯大學體育館主任威廉・吉伯特・安德森（William Gilbert Anderson）的測試，根據紀錄他可以像年輕運動員一樣，做出深蹲及平伸手臂的伸展運動，而且可以在複雜的機器上抬高小腿，雖然測試結果他本人說是比年輕人還好，但不論真假在這個年紀能有如此表現，確實能夠吸引大家的眼球。

另外弗萊徹飲食的方法中，也有讓人覺得新鮮的地方，就是想吃什麼就吃什麼，例如他早餐會吃下巧克力糖，雖然只有小小幾塊，卻努力用心咀嚼，幾分鐘才吃下一小口，巧克力糖在他口裡化成巧克力糖漿才吞下肚。

弗萊徹的飲食方式和體能表現也獲得大學學者的興趣，但是一個理論更讓人家覺得新鮮，就是他對排泄物情有獨鍾，他認為一個人營養的密碼就藏在糞便裡，提倡檢查糞便為疾病預防的手段，如果一個人的身體健康，也保持理想的營養狀況，那拉出來的大便就像是消化過的灰燼（Digestive Ash），而且完全無害——這種無害的意思是不會發出惡臭，更不會有細菌分解的現象，所以無怪乎耶魯大學的生化專家拉塞爾．亨利．奇滕登（Russell Henry Chittenden）對他產生興趣，要求他寄了一些糞便樣本過去，當然研究不出什麼結果來。

儘管看似荒謬，但當時很多名人都被他的方法吸引，社會運動家厄普頓．辛克萊（Upton Sinclair）、油王洛克菲勒，以及名作家亨利．詹姆斯（Henry James）和福爾摩斯的創作者柯南道爾爵士等等，甚至另一位名作家馬克．吐溫（Mark Twain）也曾經到過他的家請益，所以他有幾十萬的支持者也不足為奇了。

不過弗萊徹令人覺得驚嘆的還不是這件事，而是他被邀請參加的第一次世界大戰時，在比利時的國際糧食救濟運動。因為比利時在戰爭初期被德國人占領，造成數百萬人挨餓而引發的危機，當時這個運動的領導人是美國未來的總統赫伯特・胡佛（Herbert Hoover）。

沒有證據顯示胡佛也相信過度咀嚼的理論，但有工程背景的他，認為凡事要有科學的依據，弗萊徹的飲食觀念，似乎可以讓他用比較少的食物達到更好的救助效果，於是邀請他擔任官方食品經濟學家。

所以我們可以看到弗萊徹到比利時之後，接受媒體的訪問時，不厭其煩地說了他簡單的方法，就是利用多多咀嚼食物的方式，增加食物營養的吸收以削弱饑荒的狀況。

身為弗萊徹狂熱粉絲而收到他大便來檢查的奇滕登，竟然在一九一八年派到歐洲時，也想說服以更少的食物度日，利用過度咀嚼食物以驅趕飢餓，讓參與會議的歐洲領導人非常惱火，覺得他們兩個人瘋了，自然也讓胡佛打消念頭，給了他們該有的食物數量。

還好弗萊徹這方法失敗了，讓瀕臨於飢餓邊緣的歐洲人民可以得到舒緩，所以有歷史學家笑稱，要不是弗萊徹就沒有戰敗的德國，自然也不會有希特勒的趁勢崛起。

命運總是開人玩笑，弗萊徹在第一次世界大戰後的隔年，因為支氣管炎逝世於哥本哈根，所以Fletcherism才沒有繼續風行，否則現在不知道是什麼模樣？

所以現在的我們只能在字典裡看到它的定義：

只有在飢餓時少量進食並徹底咀嚼食物的做法（the practice of eating in small amount and only when hungry and of chewing one's food thoroughly）。

我對這件事的感覺並不會說弗萊徹是失敗者，甚至取笑他，我反而覺得他所奉行的有一定的道理，至少對於食物我們抱持著尊敬的態度，透過細嚼慢嚥感謝上天的賜予，至於咀嚼的次數才是要修正的地方，因為在開頭我就說了它的好處。

另外一個要提的是有營養學家的研究顯示，透過細嚼慢嚥可以讓我們每頓飯至少可以減少五十大卡的吸收，這是一個非常好的減重方式，如果你願意也可以試試看。可是問題總在於目前繁忙的工作方式，我們有多少熱情與毅力，能夠維持這個平淡無奇的方式為自己的健康努力呢？至少我就覺得滿吃力的！

「哈姆立克」急救法——大眾媒體竟是幕後推手

在一九七四年六月下旬的《西雅圖時報》（*The Seattle Times*），出現了一則相當吸引人的新聞，一位退休的餐廳老闆，以薩克·皮哈（Isaac Piha）在家族聚餐的地點，救活了一位差點被噎死的婦人。

當時是星期天的下午，皮哈一家人正在餐廳包廂內慶祝父親節，忽然鄰近的客人愛德華·伯加徹斯（Edward Bagachus）前來求救，原來他的老婆艾琳（Irene）沒有辦法呼吸，於是皮哈帶著自己的兩個兒子前去幫忙。

皮哈發現艾琳癱軟在餐桌上，臉色鐵青無法呼吸，第一眼瞥見她時，皮哈原本以為是艾琳心臟病發作，但隨後看到桌子上的食物，他立刻了解應該是食物造成她無法呼吸。

於是皮哈依照最近學到的方法，從艾琳的背後環抱，用力在她的腹部擠壓，接著一片雞肉「啵」一聲從她嘴巴彈了出來，沒有多久，艾琳恢復呼吸，從鬼門關內被拉了回來，這是歷史上第一次利用「哈姆立克（Heimlich Maneuver）急救法」成功救回患者的案例。

以當今的眼光來看，這並不是什麼神奇的事情，因為我們從任何一個民間機構辦理的急救訓練裡，都會學到相同的救人招式，但是對於一九七〇年代的皮哈來說，這個急救方法不要說是起步，它還只是報紙專欄中，記者剛剛分享的一則評論。

讀者們聽起來可能會覺得是天方夜譚，但事實的確是如此。記者詢問了皮哈為何對此急救法的報導有興趣，甚至學了起來，他的回答更是關鍵，因為從事餐飲業多年，看過不少顧客因為食物卡在喉嚨而一命歸西，自然看到報紙上「哈姆立克急救法」的介紹有所感悟，沒有想到學起來之後真的派上用場，救活了身邊瀕臨死亡的人。

對於我如此輕鬆介紹風行迄今超過四十年的「哈姆立克急救法」，讀者可能有些困惑，一個如此重要的方法，竟然是由升斗小民搶先完成，但從它發明的背景來看，你就不得不佩服發明人亨利．哈姆立克（Henry Heimlich）的真知灼見，要不是他簡化流程及利用大眾媒體的力量宣傳，讓此急救法能快速被人們接受，不知道它還要拖到什麼時候可以救人。

至於哈姆立克為何會發明此一簡便的急救方式，拯救被食物噎到無法呼吸的病人呢？這又要從他的專業背景以及看到的一則報導談起。

一九四三年畢業於康乃爾大學醫學院的哈姆立克是位胸腔外科醫師，同時也是研究吞嚥問題的專家。一九七二年一篇《紐約時報雜誌》（*The New York Times Magazine*）的報導，吸引了他的注意，內文談到的是美國人因為進食時被噎死的意外。

根據當時所揭露的資料顯示，光是美國一年被食物噎死的民眾就有三千人之多，此原因還盤踞在意外死亡的第六位，這對一位成天在醫院的白色巨塔裡處理病人吞嚥的醫師而言，實在難以置信。

於是哈姆立克醫師開始蒐集資料，才發現事情的嚴重性超乎他的想像。除了上述報導的真實性無誤外，有不少名人也是被食物噎死的冤魂，例如羅伯特．甘迺迪（Robert F. Kennedy）的老婆埃賽爾．甘迺迪（Ethel Kennedy），知名樂手湯米．多西（Tommy Dorsey）、卡斯．艾略特（Cass Elliot），甚至羅馬皇帝克迪斯一世（Claudius I）等，都是因為同一原因命喪黃泉。

醫師的天性讓哈姆立克想到要好好研究此一問題，於是他開始研究當時的急救法是如何處理這個問題，他發現紅十字會（當時傳播急救方法最重要的民間組織）教的是努力拍打患者的背部，希望他能將噎在喉嚨的食物可以順利吞下；另外有人使出更激烈的手段，如用手去喉嚨硬挖，或是讓病人頭低腳高，只是哈姆立克發現這些方法並沒有科學論述的根據，完全是依照不知哪位醫師的憑空想像，以至於以訛傳訛，不知其所以然沿用著。

想要撥亂反正的哈姆立克開始利用動物實驗找出解決的方案。他在隔年以塞住的氣管內管，放到被麻醉的小獵犬咽喉裡模擬食物噎住的狀況。由於當時體外心臟按摩術正如火如荼應用於急救上，於是他用壓迫胸廓的方法嘗試，看看是否能把塞入的管子從小狗身上彈出，可惜結果徒勞無功，因此他靈機一動，以手壓迫腹部，發現管子很輕易地彈了出來。

在動物實驗得到成果的哈姆立克，把腦筋動到人的身上。於是找了醫院十位同事，每位嘴上含著流量計，然後藉由壓迫腹部來評估氣流的大小，結果發現力量竟然可以達到每分鐘二百零五公升（205 Liters/min），據此哈姆立克已經找到急救食物噎住病人的可靠方法，他認為壓迫腹部將食物彈出是「快速而且便利」。

哈姆立克為了讓上述方法操作更簡便，將它分成自救，從背後環抱及倒地患者的處置，用十分容易上手的模式，希望讓所有的人可以很快學會，只是在考慮公布它的方式時，他做了不一樣的決定，他不想在主流醫學期刊公布，反而找上了一個半專業的《急診醫學》（*Emergency Medicine*）雜誌。

除了和主編熟稔之外，哈姆立克想到的是希望可以將此急救方法快速傳播到每個角落，因為專業的醫學期刊限制很多，雖然刊登之後可以累積聲望，但離臨床應用可能拖上一年半載，在《急診醫學》刊出不只專業人士可以接觸，一般普羅大眾也能學習。

另外他也找了幾位認識的記者朋友，從《芝加哥每日新聞》（*Chicago Daily*

News）、《西雅圖時報》等等，在報紙的專欄裡教導民眾如此簡便的急救方法，而他說服這些記者的理由很簡單，現今的醫療無法解決這樣的急症，試一試新的方法也未嘗不可。當然，他也費心提供自己動物與人體實驗的證據，只是這些沒有刊在報紙上。

所以在皮哈第一次利用「哈姆立克急救法」的前一個禮拜，美國幾個主流報紙專欄已經出現了前述的方法，而且不到兩個月的時間，有不少被食物噎住的民眾因此被身邊的人救活。

不到兩個月，在一九七四年八月，《美國醫學會雜誌》（*The Journal of American Medical Association*，簡稱*JAMA*）介紹了此方法，並且將它訂名為「哈姆立克急救法」，以表彰哈姆立克費心的推廣以及救人的貢獻！

如同哈姆立克的判斷，美國的衛生部遲至一九八五年才將「哈姆立克急救法」列為官方認可，可以搶救遭食物噎住病患的方式，同時紅十字會及美國心臟協會才跟進，離它第一次問世已經超過十年，它會受到青睞的重要原因，是普羅大眾已經用此方法救活身邊數不清瀕臨噎死的病人。

相信之後的演變並不需要我再多言，有參加過急救訓練的讀者一定體驗過此方法，雖然目前有稍作修正，但仍無損於哈姆立克醫師的貢獻。

故事到這邊結束了嗎？其實還沒有，二〇一六年十二月逝世的哈姆立克，在同年五月入住辛辛那提的一家老人療養院時，九十六歲的他還親自用此技術救了一位八十七歲老太太。

看到「哈姆立克急救法」流行的推手是大眾媒體，的確讓我感觸很多。在一九七〇年代的美國身為媒體的責任是如此被重視，反觀今日的台灣，卻仍是令人汗顏，醫療節目合併在烹飪節目中，不只傳播似是而非的觀念，還讓沒有專業醫療背景的人解釋病症及治療方式，而身為醫師的我卻無能為力，真希望自己像哈姆立克醫師一樣，可以認識更多的主流媒體傳播正確的觀念才是。

電擊真的很重要——神奇的「起死回生」術

曾經參加某電視節目，助理特別要求我商借電擊器，到現場示範急救時的心臟整流術（cardioversion，又叫去顫術，defibrillation），尤其要我大聲喊在啟動電擊前，那句「clear」（即全部人員不能接近患者），以避免跟著被電。

不要以為只有電視醫療節目，對俗稱的心臟電擊有憧憬，連很多知名的電影，也常常以電擊演員當成劇中的橋段，有的是驚心動魄，有的則是鬼扯蛋、發噱搞笑，彷彿它是戲劇中不可或缺的強心針。

現今急救系統稱為ＡＣＬＳ（Advanced Cardiac Life Support），基本上是以救治心臟急癥的患者為基礎，其中有包括心臟按摩，而整流術只是其中的一部分，不過也是最重要的方法，因為對於心臟急癥的患者而言，早期的整流術是救命的關鍵，所以你可以發現，目前台灣法規對於一定人數的集合場或辦公大樓等等，都必須備有俗稱傻瓜電擊器的AED（Automated External Defibrillator，自動體外電擊器），讓沒有醫療背景的人，在面對有人突然昏倒，沒有心跳及脈搏時，只要接好機器及它的語音提示，就可以執行救命的任務。

或許有好奇的讀者會問，這麼重要的電擊是什麼時候開始用於急救？我必須說它的應用起源於人類對於未知的好奇心，以及那種不知名的憧憬，而且完整的應用過程，我在之前所寫的「起死回生術」，已經有了詳細的歷史介紹，在這裡我所要說的有點不一樣，因為它和知名文學作品，以及醫學的活力論（Vitalism）有那麼點關係。

人類早期急救系統的設計，並不是為了心臟病，而是為了緊急救援溺水的病人，而這個系統設計了很多急救的行為，至於第一例談到體外電擊的急救術，就是由當時成立於一七七六年的倫敦人道協會（Humane Society），其中一位叫查爾斯．凱特（Charles Kite）在一七七八年所發表的〈關於救活看起來死去的患者〉（An Essay on the Recovery of the Apparently Dead）論文中，這篇文章還得到該協會年度的銀質獎章。

凱特的文章以現今流行病學的角度來看，對於十八世紀的醫學是獨一無二，已經有現今醫學研究中有關於危險因子的雛形，他建議溺水急救的人必須建立一些統計學的訊息，如性別、生活狀況，以及溺水前的情形，如酗酒等等，同時也希望收集到急救之前患者在水中及水面下的時間、一年中的季節、空氣濕度，當然還有應用急救技術的耗費時間。

有人將凱特的論文中，一百二十五例成功救活及三百十七例沒有成功的患者，以當今統計學的方法帶入，雖然沒有真正符合該有的均值和標準差的定義，但還是可以利用它來找出，溺水救治成功的病例中，中位數時間是十分鐘，平均十三．五分鐘，不成功的病例，中位數的時間為三十分鐘，平均是三十二．四分鐘：兩者顯然有統計學上的意義。

另外凱特的數據中，也注意到觀察者的偏見，這和當今醫學研究對選擇誤差概念相似，也非常有趣，因為溺水患者在水下的時間，通常是靠觀察者的回憶而來，所以其時間大概是以五分鐘為一個整數，如十、十五及二十分鐘等等，而非真正看著手錶來計算時間。

該論文的第一章，凱特也想解決一個重要的問題，就是如何分辨看起來是死亡（即俗稱的假死狀態），或是真正的死亡，所以他試著解決死亡何時是不可逆的基本問題，在考慮了多種當時常用的方法，凱特覺得都不可靠，於是主張對患者進行電擊，如果沒有出現肌肉收縮的現象，即可斷定死亡不可逆。

於是他在論文談到第一例用電擊急救的患者，她是一位三歲的女孩，從二樓窗戶跌了下來，被送到了事故地點對面的醫師那裡，當時她看起來像死人一樣，經過二十分鐘的急救後，醫師開始用電擊的方式急救，對其身體各部分施加電擊，可惜好像沒有什麼反應，直到在胸部電擊後，脈搏有了輕微的跳動，女孩終於呼吸了，在床上躺了四天，竟然神奇地康復。

我們無法藉由文章去評斷這個小孩到底是不是經由電擊而活命，但是大部分的學者都支持，這是世界上第一個由醫師以電擊方式急救成功的紀錄。

凱特的論文影響是深遠的，在隔年於英國成立的北安普頓人道協會，為了要增加急救後那些看起來死亡的病人可以恢復的計畫，特別請到一位名叫詹姆斯·柯里（James Curry）醫師，為大眾撰寫急救指南，在他的著作中，提到最早嘗試區分真實死亡與否的方法，並詳細概述一些急救的過程，柯里描述在用盡其他急救方法後，如何使用電力：

「當推薦的急救措施做了一個小時之後，如果患者沒有恢復生命跡象，經常是通電，它是迄今已知最強大的刺激，能夠在其他方式失敗後，造成心臟及身體其他肌肉收縮，即使是中度的電擊也有很好的效果，而且必須在特定時間內反覆實施，藉由胸部往其他方向電去，以喚醒心臟跳動。」

柯里還建議，將患者放在有空瓶子支撐的乾燥門板上，類似clear的概念，之後再將電擊棒一支放在病人的右鎖骨上方，另一支放在左側的短肋上，確定電力得以傳達到心臟上：這個動作似乎和現代急救的感覺相去不遠，只差沒有體外心臟按摩而已。

前述遍布於英國的人道協會，協助了很多溺水的病人，一八一六年，《科學怪人》（*Frankenstein*）的作者瑪莉・雪萊（Mary Shelley）的母親瑪莉・沃斯通克拉夫特（Mary Wollstonecraft）試圖在泰晤士河自盡，結果被救起，想必急救時她的女兒也知情，所以之後瑪莉・雪萊做了一個非常清晰的夢，自述看到一位紳士科學家，透過對於電的應用，建造了一個類似人類的生物。

兩年後瑪莉・雪萊寫出了《科學怪人》這部小說，被奉為西方第一部科幻小說的鼻祖，所以學者莎拉・吉拉姆（Sarah Gillam），據此推斷這本書是受了那時剛興起的電學應用、急救，以及死亡與否的判定，還有與生命意義辯論的影響。

至於什麼是生命意義的辯論？就是人類歷史上一直吵不完的靈魂與物質：到底組成人類最重要的成分是什麼？這也是維多利亞時代活力論的主題，兩位皇家外科學院的醫師，約翰・阿布內西（John Abernethy）及威廉・勞倫斯（William Lawrence）公開辯論的題目，約翰認為生物不依身體的結構組成而單獨存在，有更高的生命原則附加到身體上，其實就是贊同靈魂論；至於威廉則認為生命是由物質組成，各個部分的綜合才是生命力的來源，但是靈魂不存在。

你認為誰會贏呢？在那個還是宗教為最高指導原則的年代，威廉當然敗下陣來，被迫收回他的演講稿，還辭去醫師的職務，他是雪萊一家人的醫師，《科學怪人》大概是為了平反他而作的吧！

從電擊談到科學怪人，從如何分辨真正死亡到靈魂的存在，你是否覺得這次我說的故事很有浪漫的情懷？這些都是我的特權，可以遊走醫師與作家角色之間的變換，至於你喜歡什麼那就自己摘取，沒有人能限制你的思想，因為科學還有很多無法解釋的事存在。

治好精神病——外科醫生無意間從染料中找到藥方

一九四九年在突尼西亞比賽大（Bizerte）的海事醫院（Hôpital Maritime），法國外科軍醫亨利－馬瑞．拉弗里特（Henri-Marie Laborit）對於自己的研究開始有笑逐顏開的感覺，因為他從國內的羅納－普朗克藥廠（Rhône-Poulenc Laboratories）得到一個「phenothiazine」（硫代二苯胺）的衍生物「promethazine」（普羅敏太定），將它配合用於手術中麻醉，解決了當時相當棘手的「Surgical shock」（手術休克）的問題。

處於拉弗里特的年代，雖然麻醉應用於外科手術已經將近一百年，可惜一方面由於藥物的選擇不多，二方面也因為監測器材不甚完備，即便是外科醫師技術高超，病患往往在手術中，或是在術後，也不能避免休克死亡的威脅。當時的學說認為，前述的原因來自於患者因為面對手術，身上壓力激素一下子大量釋放，以至於無法承受，造成身體的傷害而導致死亡，因此科學家急著想找出一些藥物，能夠降低身體自律神經的功能，在手術中輔助麻醉藥物的作用，讓外科醫師能安全完成手術。

拉弗里特設計一種處方，就是在麻醉藥物之外再加入兩種成分，一是類嗎啡藥劑（如dolantine），而另一種則是當時大家熱中研究的「抗組織胺」（Antihistamine）藥物，希望可以解決手術休克的困擾，於是他選擇抗組織胺類的promethazine，並把這種處方稱之為「解離雞尾酒」（Lytic Cocktail）療法。

讀者及拉弗里特一樣，會覺得promethazine只不過是一種被藥廠化學家合成的抗組織胺新藥，但若細究其歷史，我們會發現當代許多突破性療法的出現，通常不是有什麼合理的科學論證做基礎，有時往往誤打誤撞，甚至是莫名其妙，如同走在鋼索的任性行為，才是這些令人讚嘆的治療，被發現的真正原因。

Phenothiazine其實是德國十九世紀末化學家為了紡織業所合成出的染劑。對於這些用於織品的新化合物，除了對它基本特性的探討之外，各方面的專家也喜歡將這些新東西拿來做不相干的研究，尤其是一些微生物學家，希望從中找出一些可做為抗菌的藥品，就像當時最著名的保羅．埃爾利希（Paul Ehrlich），就在Phenothiazine的衍生物裡，找到了「Salvarsan」（灑爾佛散，即俗稱的606），把它變成治療梅毒的利器，讓梅毒不再是絕症。

將phenothiazine改造的風潮也吹到「抗瘧疾」這件事上。由於兩次世界大戰發生期間造成交通阻絕，以至於在南美洲可以提煉抗瘧疾藥物「奎寧」（Quinine）的「金雞納樹」（Cinchona），無法穩定送至歐洲，於是德國科學家想利用上述的技術，看看是否能找出取代奎寧的藥物出現，結果是徒勞無功。

另一方面法國羅納－普朗克藥廠也投入和德國人一樣的研究，可惜他們在Phenothiazine合成的衍生物上沒有達到預期的效果，只能放棄合成抗瘧藥物的研究。不過鍥而不捨的科學家卻意外發現，他們所發明的藥物Promethazine有抗組織胺的效用，於是拉弗里特把它用在對抗手術休克的治療。

拉弗里特並沒有被自己的成功樂昏了頭。他發現接受這種雞尾酒麻醉的患者在術後，幾乎都有身心放鬆、情緒穩定的感覺，所以他提醒醫院精神科的同事，是否可以將同樣的方法，用在治療那些難以控制的精神病患者身上；可惜沒有人接受建議，因為大家都害怕其中的類嗎啡成分，它會造成依賴與上癮。

不過羅納—普朗克藥廠的想法並不一樣，再接再厲改變Promethazine的結構，隔年又合成新的化合物RP-4560（即日後的Chlorpromazine，學名叫氯普麻），拉弗里特又得到試用的機會。這回他發現這個新藥品作用更好，除了在手術麻醉中有抗休克的效用外，患者在術後更放鬆、情緒更平穩，甚至發現接受此藥的病患有體溫降低的現象，類似於「人造冬眠」（Artificial hibernation）的效果，可以利用它在複雜的手術上，這點於一九五三年法國在越南的戰爭中，拉弗里特及同事胡格納德（Huguenard）處理很多傷兵的手術也得到證實。

拉弗里特的建議有兩位法國精神科醫師，尚・迪列（Jean Delay）及皮耶・丹尼克（Pierre Deniker）聽進去，因為當時對於精神病患者的躁動，通常只能用冰水來讓他們冷卻，或是用電擊等等不人道的手段，於是開始嘗試用Chlorpromazine。

第一名患者叫做Jacques（雅克），在一九五二年一月十九日上午十點接受了五十毫克的靜脈注射，他因為躁狂而嘗試了巴比妥酸鹽和電擊，多次效果始終不彰，但是在接受了為期二十天八百五十五毫克的 Chlorpromazine 之後，根據病歷記載，就準備好要回去過正常生活了。他成功的治療案例，在同年二月二十二日就在巴黎舉行的醫學心理學學會被提了出來，讓參與的多家精神科醫院的醫師也開始使用。

基於臨床上的成功經驗，羅納—普朗克藥廠將 Chlorpromazine 於一九五二年十一月份以商品名 Largactil（Large：大，activ：效用）上市，強調它多重效用，而其增進麻醉的效能，讓使用它經驗豐富的拉弗里特創出一個名詞「vegetative stabilizer」（意即病患會像植物般穩定），建議可以將它使用於麻醉輔助劑，燒燙傷患者，心肺疾病患者，尤其是精神科疾患。

從一九五三年到一九五五年，經由法國的臨床使用經驗及報告，Chlorpromazine 獲得世界上很多專門照顧精神病的專科醫使用，其中值得一提的是海因茨·萊曼（Heinz Lehmann），他是蒙特婁凡爾登新教醫院（Verdun Protestant Hospital in Montreal）的德裔加拿大精神病學家，他首先提出 Chlorpromazine 選擇性地抑制情感驅動，他的論文由 Hanrahan 合著並發表在《神經病學和精神病學檔案》（*Archives of Neurology and Psychiatry*）上，對北美地區引入 Chlorpromazine 產生了重大影響。

自此全世界各地的精神科醫師在五年不到的時間，慢慢摒棄對待無法控制的急性精神病種種不人道的方法，如電痙攣治療、前額葉切除術等等，轉而依靠較安全的藥物治療，當然促進日後這幾十年抗精神病藥物蓬勃的研究。

提出拉弗里特的故事，其實道理很簡單，在他所處的年代，身為第一線的外科醫師，不僅努力追求解決患者問題的最佳療法，而且透過仔細觀察與聯想，也對那些傷害病人，令人髮指的不人道醫療方式提出建言，雖然是跨科提醒，但確實是履行希波克拉底所建議的「do less harm」（減少傷害），醫師治療病人的最高指導原則，拉弗里特身為外科醫師，即便不動手卻拯救了更多的病患於水火之中，讀完他的故事，確實是讓我感到汗顏啊！

聰明藥——「阿德拉」、「利他能」有如此神奇的功效嗎？

看過《藥命效應》（*Limitless*）這部電影的讀者，一定覺得片中那顆叫做「NZT」的藥丸不可思議。

這部改編自亞倫·格凌（Alan Glynn）的小說《The Dark Fields》的電影，劇中的男主角愛德華·摩拉（Edward Morra）如同「江郎才盡」故事裡的江淹一樣，因為靈感漸失，從事創作的「五彩筆」如同被命運要了回去，不只面臨出版社的壓力，也讓女友琳蒂（Lindy）覺得他沒有前途而離開。

潦倒的愛德華巧遇前妻梅莉莎（Melissa）的兄弟維農（Vernon），就此得知有款聰明藥「NZT」可以試試，為了挽救自己岌岌可危的寫作生涯，愛德華開始服用它。不久之後，他的智力增進不說，工作效率更提升到令人不可思議的地步，除了有過目不忘的記憶，而且可以在一夜之間完成一本小說，對於學習多國語言更不是問題——愛德華變成「才高八斗、學富五車」的絕頂聰明人物。

愛德華最後投身股市，一夜致富的傳奇成為華爾街的名人，吸引了金融大亨卡爾．萬隆（Carl Van Loon）的注意，想招攬他來合作。不過此時愛德華得到前妻警告，知道NZT的副作用有如毒品，不僅如此，神智不清的他還捲入謀殺案，而且由於黑幫知道NZT的妙用，不斷壓迫他提供藥物，最後愛德華陷入黑、白兩道壓迫的危險境地。

好奇的讀者可能和我一樣，懷疑是否有NZT這樣的藥物存在？以目前的科技來說，還做不出效用如此強大的藥品，不過因為拜治療許多神經及精神患者的「經驗」之賜，讓「腦力加強認知」（Cognitive Enhancement）可以進步的藥物，目前在各行各業，尤其是大學的學生之間有被濫用的情形。

根據英國國家廣播公司（BBC）這幾年不斷的追蹤報導，有不少人開始服用所謂「聰明藥」來保持清醒和警覺，以提高記憶力而增進成績，其中最有名的莫過於「莫達非尼」（Modafinil），據信約有將近四分之一的大學生有使用它的經驗。

可怕的是「莫達非尼」是種「中樞興奮劑」，只適合用於發作性睡病、輪班工作的睡眠障礙，抑或是睡眠呼吸中止症候群等，不過因為服用它之後，可以保持長時間工作不疲累，讓人工作能力躍進，於是口耳相傳之下變成是一種「聰明藥」。

當然，受到青睞的不只有「莫達非尼」，治療「注意力缺陷過動症」（ADHD）的安非他命類緩釋劑，如「阿德拉」（Adderall），或是「利他能」（Ritalin），也是內行人追尋的藥物。發表於《自然》期刊裡，在二〇〇八年一項非正式統計揭露，發現一千四百名讀者中，有百分之二十承認使用類似藥物，藉以提升專注力與記憶，所以看到美國在二〇〇七～〇二〇一一年之間，二十到二十九歲患者每月得到ADHD處方藥由五百六十萬份爬升到一千四百萬份，你一定不會覺得驚訝。

二〇一七年的媒體報導，顯示這股歪風已經吹到香港，讓不少香港中小學名校生的家長，為了提高子女的學習能力，竟然不畏懼讓他們服用上述的藥物，還在通訊群組中，將上述的藥名大剌剌地傳播，並暗示如何取得它們。

人類對於利用藥物來提升記憶力，並不是現今科學昌明之後才有的事，早在幾千年之前便已經有醫書記載。例如世界上最早的醫書，印度的「阿育吠陀」

（Ayurveda）裡，就提到好多種增進腦力的草藥，其中使用頻繁的，莫過於「*Bacopa Monnieri*」（假馬齒莧）。

「*Bacopa Monnieri*」是成長於水邊的植物，目前在寵物店的水族箱裡還有它的蹤跡。根據阿育吠陀的醫典中紀錄，它可以治療氣喘與癲癇，並能減輕情緒不穩的困擾；有趣的是，目前的醫學研究也發現，「*Bacopa Monnieri*」的主要成分「bacoside」有防止「海馬迴」（Hippocampus）中神經的崩壞，而此處則是腦中管理短期記憶、長期記憶及空間定位的地方。

不過並非只有「假馬齒莧」記載於阿育吠陀的醫書中，此外像是「Ashwagandha」（冬櫻花或南非醉茄，俗稱印度人參）、「Amalaki」（餘甘子或叫油甘）及「Indian Pennywort」（gotu kola，俗稱崩大碗）等，都有提高記憶功能及防止老化的作用，不過這些藥物有一共同的特色，就是提升記憶力不過是附帶的功能。

同樣的事情也可以在中醫的處方中找到。西方學者曾經熱中研究銀杏、人參、枸杞及靈芝對於人類智力的影響；另外像目前被列入失智症研究的「逍遙散」，其中的當歸、茯苓等等，也被認為有幫助記憶的功能，但是在中醫的發展史中，它們的功效並沒有被特別強調只有「單一效能」。

至於人類何時才開始專注所謂「聰明藥」的研究呢？那就必須說到一九六〇年代一個美麗的錯誤。

科學家研究人體神經元的傳遞中，在一九五〇年代有了重要的突破，因為發現了「GABA（γ—胺基丁酸）」的存在，而且認為它是一種「抑制性」的神經傳遞物質。在此學說的基礎下，比利時聯合化學公司（Union Chimigue Belg，簡稱UCB）的羅馬利亞神經藥理家科爾內留・吉金（Corneliu Giurgea）所帶領的團隊，於一九六〇年代合成一種類似GABA的化合物，期望它能以抑制神經的作用，從而對人類有「鎮靜」的效用。

可惜經過多次的臨床實驗，卻發現上述的化合物一點也沒有鎮靜的效果，不過在對一群腦震盪受傷的患者的使用上，卻意外看到他們記憶功能有顯著的恢復，之後也在患有癲癇的孩童身上，觀察到整體心智功能的進步。

所以在一九七二年科爾內留創造了「Nootropic」（noon：希臘字為心智，tropic是改變，中文翻譯叫做益智藥，或是俗稱聰明藥）這個字，並把他們合成的藥物取名「Nootropil」（即Piracetam，目前仍在醫師使用的藥品之列），用於腦血管障礙，以及老化所引發的智力障礙及癲癇。

從上述的簡要故事所言，讀者一定會有不少疑惑，甚至覺得好笑，因為「Piracetam」的發現雖然可貴，但它是由錯誤的理論，莫名其妙所合成的「聰明藥」，目前它確實的作用機轉仍有待科學家的完整研究。

科爾內留雖信誓旦旦創造出「Nootropic」一字，但對於「Piracetam」他也無法自圓其說。

和許多重要的醫學發現一樣，我們「只知其然」而「不知其所以然」，所以即使到了今日，治療其他病症的藥品被濫用成所謂的「聰明藥」，相信讀者和我一樣，心中還有很多疑問未解除，更遑論是否贊成它們的開放使用。

不過我的想法，「有一小部分」和二〇〇八年在《自然》雜誌上，某些專家的評斷是一樣的，因為：「對於我們這樣獨特創新且力圖改善的物種來說，『認知促進藥物』和『教育』、『良好健康習慣』及『資訊科技』同等重要。」

我不反對為了解決病患的「困境」，短暫使用這些「Nootropic」，但並不贊成將它們變成唾手可得的藥物，因為大眾提升學業或工作上的表現，長期依賴「Nootropic」的行為與吸毒成癮無異，畢竟我們不知道長期使用它們的副作用為何，更可能無法負擔之後所造成的傷害，除非可以完全確定「Nootropic」的安全使用範圍。

／第三篇／

醫療內幕發掘

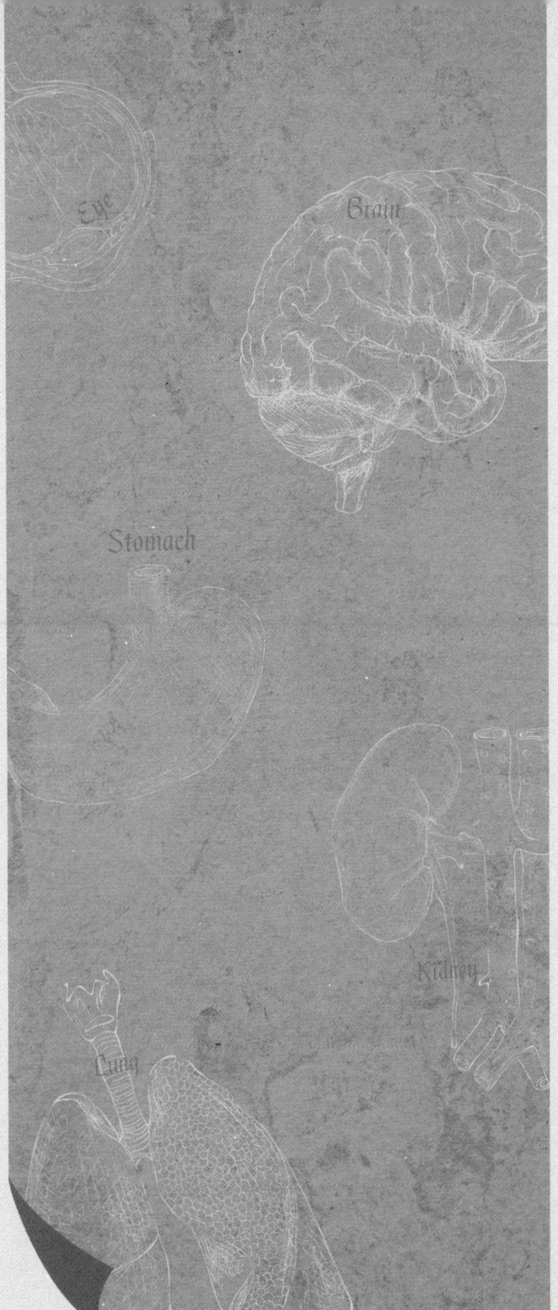

醫師的決鬥與團伙——促成美國醫學學會的成立

美國醫學學會（American Medical Association，簡稱ＡＭＡ），是在一八四七年由四十多個醫學學會，和二十八所大學的二百五十名代表在費城成立的醫學組織，為美國最大的醫師聯盟，目前會員人數已經突破二十萬人以上。

ＡＭＡ不只人數眾多，在醫學教育的影響也不容小覷，由它出版的刊物《美國醫學會雜誌》，是很多醫學研究者投稿的夢想，因為它的影響因子高達四十五．五四。

不說可能大家不會知道，讓美國醫師願意公開成立社團，不是件簡單的事，除了希望自己的專業得到重視，不被當時處處可見的庸醫所影響，誠如其設立宗旨所言：「促進醫學藝術性和科學性，以及改善公共衛生。」為的是社會最大的健康福祉，給予普羅大眾選擇正確醫療觀念的機會之外，其中還有一個十分重要的因素，就是發生在一八一八年八月的兩位醫師之間的決鬥，間接促成了它的成立。

我們把地點拉到美國西部肯塔基的萊辛頓（Lexington），在一七八五年那裡成立了特蘭西瓦尼亞神學院（Transylvania Seminary），並且一七九九年成立了醫學院，那可是當時美國西部的第一家醫學教育學校，看起來它地處偏遠，可是其重要性並不會輸給常春藤名校：美國的國父華盛頓及第二任總統約翰・亞當斯（John Adams）都曾經捐款給該學校，開國元勛托馬斯・傑佛遜（Thomas Jefferson）不僅是加入前面兩人的行列，更強烈建議學生應該在這裡就讀醫學院，而並非跑到哈佛去。

雖說是美國開國精英眼裡的名校，但那裡卻只有五名教職員工，不幸的是其中兩位醫師丹尼爾・德雷克（Daniel Drake）及班傑明・達德利（Benjamin Dudley）雖然是同班同學，年方三十一歲的他們卻是死對頭，不僅如此，另外一位同事威廉・理查森（William Richardson）更造成他們之間的嫌隙加大。

理查森和德雷克交好，可惜他並非好好完成醫學院的課程才當醫師，因為當時美國的醫學教育並不嚴格，你只要支付六個月一期的一百一十美元（大約今日一千七百美元）的費用，連續參加兩期就可以得到醫師的資格，便能夠替患者看病，理查森還沒有完成第二期的課程就迫不及待替有錢人處理醫療問題，而且患者越來越多，結果此舉激怒了達德利。

說眼紅也好，或是為了正義也罷，達德利向學校檢舉理查森，並且要求解雇他，結果德雷克暗中安排了紐約一所醫學院授予理查森榮譽學位，使得他能保住職位，讓達德利憤憤不平。

讓兩位醫師決鬥的導火線就發生在一八一八年的醉漢死亡案件。某天萊辛頓的街上有位年輕人在喝醉酒之後，竟然莫名其妙與別人打架，結果一個腳步不穩跌倒在路邊，在地上躺了一段時間之後，被居民發現已經死了，政府官員請求醫學院的醫師替他做死亡解剖。

德雷克因為出差沒有辦法接受此工作，而達德利卻只有解剖他的大腦，就以腦部組織腫脹的原因草草結案，休假回來的德雷克看到這樣的屍檢報告大發雷霆，因為他知道達德利和盜墓人勾結很深，沒有解剖患者的其他部位，這個人就可以當成解剖課堂上的免費大體，讓他省一大筆費用。

如同我之前的文章談過，二十世紀之前大體的防腐技術不佳，於是醫學院的外科醫師會和盜墓人勾結，偷取剛下葬的大體來當課堂上的教材，德雷克當然知道達德利的如意算盤，所以對他提出沒有全面解剖死者的遺體就斷然判斷其死因，不僅怠忽職守而且沒有道德，在當時算是非常嚴重的指控。

之後兩人在當地的報紙投書相互批判，指責對方的不是，德雷克甚至指控達德利是無知的惡霸與騙子，於是忍無可忍的達德利向德雷克提出決鬥的要求，想要捍衛自己的名譽。

德雷克認為這種為榮譽而舉行的決鬥是愚蠢的行為，所以拒絕達德利的請求，但理查森為了報恩，竟然挺身而出說要替德雷克參加，當然獲得對方的同意。

決鬥在一八一八年的八月舉行，三人約在萊辛頓靠近鄰近城市的邊界，因為當時決鬥雖然可行卻是違法的行為，如果治安官出現，他們可以跑到鄰近的城市，讓沒有管轄權的萊辛頓治安官袖手旁觀。

達德利和盜墓人交好，於是暗中替他做射擊訓練，甚至告訴他一些決鬥時可以利用的小技巧，例如把身上的鈕釦全部塗黑，以避免理查森可以當成瞄準的對象，確實也讓達德利的技術突飛猛進。

可以想見決鬥時理查森沒有辦法好好打到對手，而達德利在走完十步轉身之後，一槍就打到了理查森的鼠蹊部，當場造成他血流如注，圍觀的醫師立刻加入救人的行列。

兩位醫師持槍決鬥的事情立刻傳了開來，第二天有幾十位市民到政府單位抗議，希望公權力介入，不要讓純樸的地方變成充滿暴力的決鬥場地，而當地的醫師們反應也是相當激烈，不希望同行有這種血腥的鬥爭。

特別要指出的是當時的美國和歐洲相比，同樣的人口會多出五倍的醫師數量，因此互相搶奪病人的事情時有耳聞，為了避免同行相爭，甚至發生前述的流血衝突，萊辛頓的醫師們成立了一個祕密組織來彼此約束，他們稱之為「Kappa Lambda會社」，一種類似兄弟會的組織，彼此以暗語互相通聯來確定身分，聽起來這個事情很愚蠢，不過還真的幫助了醫師間解決糾紛，因此類似的祕密會社在全國的城市也成立了。

可惜的是這種醫師成立的祕密結社因為一八二六年的共濟會事件而受到牽連。有位住在紐約的男性想出版一本揭露共濟會祕密的書籍，指出他們是卑鄙的惡棍組織，結果不只印刷廠被燒了，他的屍體也在幾天後殘缺不全漂流在河裡。

雖然警方沒有找出殺人兇手，結果此事卻引發全美國的關注，憤怒的民眾到處想找出共濟會的成員，看起來像是伸張正義、替天行道，有點像是一九五〇年代美國人到處告密，想要找出潛藏在美國社會的共產黨員一樣，結果連其他的祕密會社受到影響，連帶醫師間的「Kappa Lambda會社」也遭殃。

醫學期刊裡有醫師投稿某個醫學院裡面被「Kappa Lambda會社」控制，有些成員還被公開霸凌，在紐約更是有人把成員的名單張貼在顯眼的位置，結果醫師間的祕密會社，因此而土崩瓦解。

但是醫師之間還是需要有和諧的執業環境，避免同行的惡意搶奪，以及互相勾結的行為，因此在一八四〇年代開始，醫學會議上大家也開始討論，是否要有開放的醫師聯盟組織，不僅規範彼此的行為，當然也可以減低江湖術士與庸醫的影響力，所以「美國醫學學會」成立了，如同在創立宗旨中所言，目的之一也是為了醫師間的友好交流必要性。

美國醫學學會如今是受人尊重的組織，而當時決鬥的人命運如何呢？德雷克與達德利從未和解，而理查森當天雖然流血不止，但是在其他醫師的幫忙止血下，達德利幫他處理了動脈的出血，救了他一命，最後兩人成為好朋友。

可惜的是這樣的結局並沒有拯救特蘭西瓦尼亞醫學院，德雷克和他人離開投奔到對手的陣營，留下來的達德利和理查森沒有好到哪裡去，因為神學院開始介入醫學院的管理，一間可能和常春藤名校競爭的醫學院從此一蹶不振。

哈佛醫學院謀殺案——法醫概念應用到法庭的判決裡

一八四九年十二月，成千上萬的人聚集在波士頓的街道上，見證了喬治·帕克曼（George Parkman）的喪禮，棺木中的遺體已經是殘缺不全，因為他是一個分屍命案的受害者，這是他的喪禮受到波士頓民眾注目的原因，另外一個也讓大家感到震驚的是，這件命案的發生地點是在名聞遐邇的哈佛醫學院裡。

帕克曼是波士頓有名的家庭成員之一，被一般人稱為波士頓婆羅門（Boston Brahmin），這個階級是仿效印度種姓制度而來，號稱是波士頓傳統上層階級的精英分子，而這些人都和哈佛大學非常有關係。雖然帕克曼先生過的是非常簡樸的生活，每天的工作就是走路去收取租金，當時波士頓著名的醫師詩人，也是哈佛醫學院院長奧立佛·溫度爾·霍姆斯（Oliver Wendell Holmes）說帕克曼的節儉致富之道是：「他走路，其他的人騎馬；他工作，其他的人睡覺。」——以他的身價不用過得如此拮据，但是帕克曼卻是甘之如飴，歷史上雖然沒有說明他是放高利貸維生，但基本上他已經符合守財奴的形象。

我們另一個主角是哈佛醫學院的講師約翰·懷特·韋伯斯特（John White Webster），他是一個很會利用方法來吸引學生付錢上課的老師，霍姆斯形容他授課非常生動有趣，課堂常常演示一些最新的發現，甚至還在教室裡施放煙火，因此收到校方的嚴重警告。

韋伯斯特雖然是位不錯的老師，可惜在處理經濟的能力上卻是大有問題，雖然曾經想利用收入來蓋豪宅，但卻因為負債累累，最後只能租用體面的住宅來維持形象。

一八四二年韋伯斯特向帕克曼借了四百美元（大概是今天的一萬美元），這筆款項拖了三年都沒償還，為了再向帕克曼借用更多的錢，於是他將自己珍藏的稀有礦物櫃作為抵押品（據說當時價值六千美元），因此可以再寫了一張二千四百三十二元借據給帕克曼。

不料韋伯斯特可能坐吃山空，竟然用同樣的礦物櫃向另一位名叫羅伯特・蕭借了一千美元，本以為神不知鬼不覺，但羅伯特跟帕克曼有親戚關係，所以他向帕克曼告狀，為此韋伯斯特被帕克曼騷擾了很多次，希望他儘快還錢。

在一八四九年的感恩節前，帕克曼又去哈佛醫學院找韋伯斯特討錢，途中遇到了哈佛醫學院的出納配蒂（Pettee）先生，帕克曼討債孔急，因此向他表示，韋伯斯特欠他很多錢，所以必須將哈佛醫學院有關他的講座收入交出以償還債務，這算是帕克曼最後失蹤前見的人，因為他走進哈佛醫學院之後，就沒有人再見到他了。

帕克曼當天就沒有回家，著急的家人不僅報警，很快在隔天就在波士頓街頭貼了二萬八千份尋人啟事，同時懸賞公告願意提供三千美元給找到帕克曼消息的人，韋伯斯特雖然有被詢問，甚至搜查了他的辦公室，都沒有什麼結果。

整個波士頓沸沸揚揚，有人說帕克曼先生出城去了，過幾天就會回來，但很快被家屬否認；有人把問題歸罪給那些愛爾蘭移民，認為他們把帕克曼先生殺了劫財害命，最後棄置屍體，種種傳言讓人如霧裡看花。

這時也有人將矛頭指向哈佛醫學院的看門人以法蓮・利特菲爾德（Ephraim

Littlefield），除了他在當天有聽到帕克曼兩人在韋伯斯特的辦公室爭吵外，另外一個讓他受懷疑的原因，是因為哈佛醫學院解剖課堂的大體，謠傳都是經過他仲介一具美元二十五塊向盜墓人購買而來。

利特菲爾德當然想證明自己的清白，因為在感恩節那一天，他莫名其妙收到韋伯斯特的火雞大餐，這個是他來此授課之後，第一次對自己這麼好，於是他就開始暗中調查，因為他發現從帕克曼先生失蹤那一天開始，韋伯斯特的辦公室裡就不知道在偷偷燒什麼東西，他的休息地點就在隔壁，可以感受到牆壁的溫度因此而上升。

於是利特菲爾德在感恩節之後準備工具，趁韋伯斯特不在的時候開始設法鑿開他的牆壁，忙了兩天之後終於有了結果，他在裡面看到一些被肢解的人體組織，於是就向警方報案。

警方很快大動作的搜查了韋伯斯特的實驗室，結果在熔爐裡找到了還沒有融化的假牙及部分的人體組織和骨架，同時又發現一些來不及被燒毀的部分遺體。

韋伯斯特以犯罪嫌疑人接受審判，而這件事情非常轟動，史學家把它視為二十世紀O．J辛普森案的等級，為了杜絕波士頓人的悠悠之口，法庭的審判席是開放給大家憑票入場，一張票可以待十分鐘，時間到了就換下一批人進場，而整個審理過程據記載至少有六萬人以上到場聆聽過；當然全世界的媒體也沒有放過這麼重要的新聞，遠從巴黎還有倫敦，都有特派記者每天到法庭報導最新的狀況，把波士頓法院搞得像馬戲團一樣。

為什麼會提出這樣的故事？道理其實非常簡單，因為這個殺人案件審理，是世界上第一個有所謂法醫的概念，當成證據被陪審列為定罪證據，因為從韋伯斯特的辦公室找到的遺體，並沒有辦法完全拼湊出帕克曼先生的樣子，於是所有哈佛醫學院的精英都加入了這次證人的行列，舉證受害者就是帕克曼先生。

首先登場的是解剖專家傑佛里斯．懷曼（Jeffries Wyman），利用報紙上曾經刊出的帕克曼素描，比較熔爐裡發現的人體骨架就是他；而哈佛醫學院的院長霍姆斯也提供證明，認為從肢解屍塊手法來判斷，此人一定受過相當的醫學訓練，加害人的箭頭當然就指向韋伯斯特。

其中最重要的證詞當然還是帕克曼的牙醫師內森．庫利．奇普（Nathan Cooley

Keep），他認為熔爐裡的假牙，和之前他為帕克曼先生所做的石膏齒模完全吻合，給了被害人是帕克曼先生的最後一塊拼圖。

既然所有的證據都指向被害人是帕克曼，而且被分解的屍塊是在韋伯斯特的實驗室裡發現，陪審團自然沒有異議認為韋伯斯特就是殺人犯，最後他因此被判了死刑，雖然輿論有人認為這樣的證據似乎過於薄弱，但無法影響判決的結果，韋伯斯特本人請求減刑的希望也破滅。

臨刑前韋伯斯特終於寫了自白，認為是帕克曼逼債太急，態度過於惡劣，讓他不小心失手殺人，並沒有預謀的動機，才使得此殺人案真相大白。

這件轟動一時的醫學院內謀殺案雖然像馬戲團表演，但是重要性就如同前面所說，類似法醫的概念已經應用到法庭的判決裡，雖然沒有立刻改變當時美國整理殺人案參考的重要依據，但也是立下了一個重要的里程碑。

不過後續非法庭審理的事情還比較精彩，犯罪現場成為觀光景點，一八六九年英國大文豪狄更斯訪問美國時，還曾經要求到那裡去看一看；另外一位美國作家馬克吐溫在一八六一年到亞述爾群島（Azores）時，還特別去看了韋伯斯特到那裡避難的兩個女兒，她們能夠活下來也多虧帕克曼家屬提供了一個基金。

至於帕克曼在胡桃街八號的豪宅，從此之後也常常傳出鬧鬼，甚至成為波士頓的觀光景點，一九九九年十一月二十三日那天，由於三樓馬桶不通造成內部淹水，損害了房子不少的結構，而那一天也是帕克曼被殺的一百五十週年紀念，聽起來是不是有些令人毛骨悚然？

中西合璧——
有中醫療效的「兜安氏祕製保腎丸」？

跟著母親看了時下幾個最夯的料理美食節目，發現了很多怪現象，不得不引經據典，依著多年訓練自己的「醫學邏輯」好好寫一下。

首先，這些節目都太過於強調食療的效果，例如吃什麼護心、吃什麼可以養肝，甚至最可怕的是吃什麼可以預防癌症等等。我相信食物可以帶來人體需要的營養素，但我不認為僅靠著食物的效果，就可以達到強身健體的好處。試想如果吃東西那麼靈，烹飪課應該在醫學系是「必修學分」，如此才符合這樣的邏輯。

為何現代的西方醫學教育沒有把「食療」當成是一門重要的課程？重要的原因是食物的「有效成分」只占整體的一小部分，而要「吃多少、吃多久、如何吃」，一直無法有效「量化」，除非被真正製成「藥品」，可以藉由劑量調整來達到治療的效用。例如，我們都知道紅酒內的「紅酒多酚」對心臟血管有保護作用，但至今沒有哪一款紅酒可以被當成藥物輔助，更沒有任何科學研究敢百分百保證，喝多少紅酒可以有上述心臟血管保護作用。除了「紅酒多酚」只是被拿出來研究的「單一成分」外，另一個最重要的是「紅酒」裡面並非只有「紅酒多酚」，其中還有對人體有害的酒精成分，因此用喝紅酒來保護心臟血管，無非是以偏概全，有「盲人摸象」之疑慮。

第二個是上述的美食節目，都會超出料理節目的分際，在節目中傳授起醫學知識，把教科書的知識傳授給觀眾，其用心或許還不會偏差到哪裡去，但專業的醫學仍需專家講解以免有疏漏，否則今天國家就不需要各種專科醫師考試。所以我們才會看到，只有資格符合的專家，才能在理財節目分析股市的種種。

最後，也是我最不能接受的，就是節目中請到西醫與中醫的醫師群做「混合討論」，此舉最容易讓觀眾混淆。基本上中醫的理論中，「心、肝、脾、肺、腎」和西醫裡根本是不同的論調，例如對西醫說「腎虧」會造成小便混濁、筋骨痠痛，簡直是「天方夜譚」；又或者拿著自己的心臟超音波報告，一面讓中醫師把脈，一方面又向他詢問什麼是主動脈狹窄？什麼是二尖瓣脫垂？我想他只能愣在當場，不知如何回答才好。因此這些著名的「料理美食」，加上「醫療保健」，尤其是中、西醫混搭的節目，不能認真看待成醫療知識的傳播。

讀者可能已經感到我在默默冷笑了，又或許看了我如此「義憤填膺」寫了上述的評論有點脫序，但在此必須說明的是，如此將中、西醫知識做「鬼打牆」般的混合，並非是上述節目的專利，早在十九世紀末二十世紀初，類似的手法就已經出現過，而且有過之而無不及。

科學昌明沒有讓前述情況得到改變，且讓我舉一個民國初年風行的藥品，看看前人是如何操作如此的議題。

二十世紀初期，美洲大陸的藥品公司「Foster - McClellan Company」（翻譯為兜安氏西藥公司，目前還存在），推出了一種產品叫「Doan's Kidney Pills」（圖8），據其公司的宣傳乃為加拿大籍藥師兜安（James Doan）所發明，主治「背痛、風濕性關節炎及男性膀胱及泌尿道問題」，其成分有松油、硝化鉀、樹脂、小麥、玉蜀黍、澱粉，以及所謂「葫蘆巴種子」（fenugreek）的粉末。

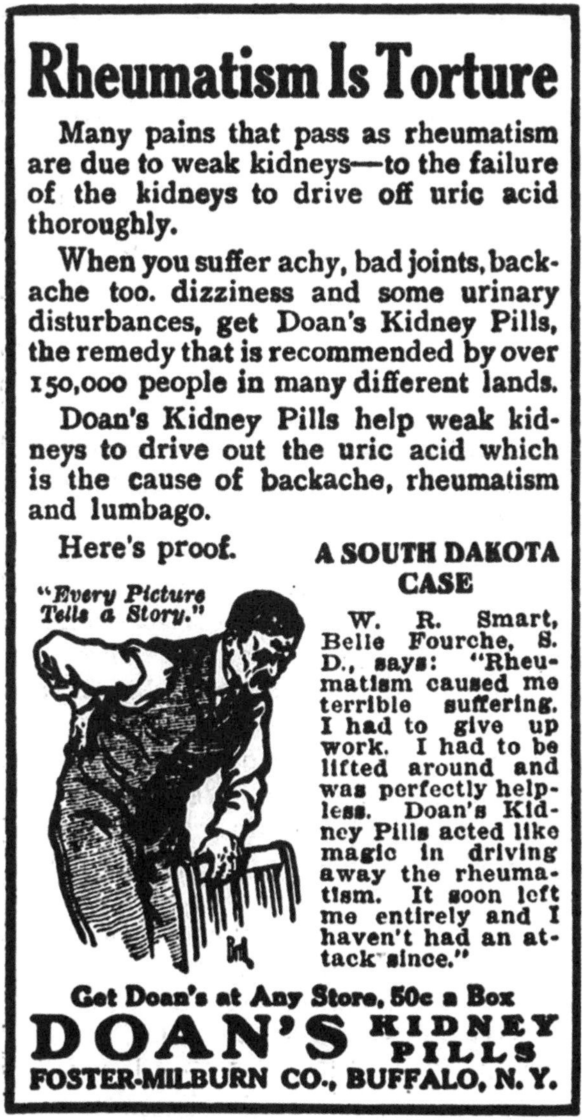

圖8 ——• 兜安氏祕製保腎丸，混淆中西方醫學不同論證。

上述的成分，再加上當時西方醫學「病因病理學」來說，這個藥可以治療背痛等等毛病簡直是胡說八道，因為其中最主要的成分「葫蘆巴種子」，在西方世界只是添加在食物裡的香料，沒有什麼療效可言，兜安先生將它加入藥裡，充其量是為了增加藥粉的香氣罷了。所以此藥品在一九二〇年代被判定為「假藥」，視為所謂「祕製藥物」（secret remedy）的偽裝品，自然也不待我多言。

傳到中國來之後，經過廣告人的巧手，上述藥物被改成「兜安氏祕製保腎丸」（圖9），因為「葫蘆巴種子」的效用在《本草綱目》記載，是「苦溫入腎、膀胱二經，功用為補腎陽、祛寒濕、治寒病」，還可「益在胃，暖丹田」。因此它「瞎貓碰上死耗子」，歐美被認為是「止痛丸」的偽藥，在中國竟和男子的「精疲瘻疲」連結在一起，認為可以用它解男性的「腎虧」及「腎虛」，甚至有廣告用語強調「腰酸即腎虛，腎虛則血毒，如血液含毒，則不免全體衰弱」，吃了兜安氏祕製保腎丸，則會「腎強一身舒泰」。

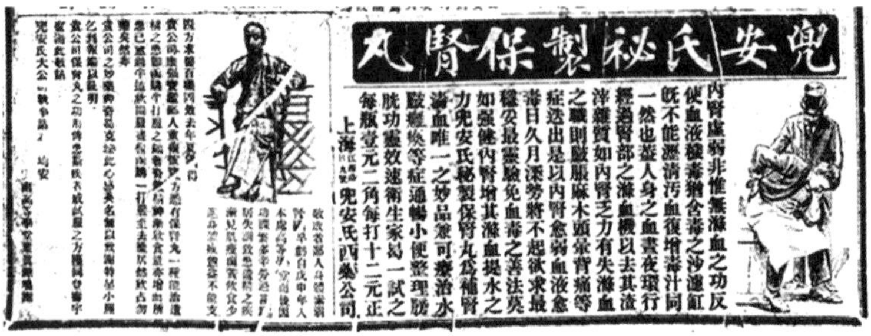

圖9 —— 來自《申報》的一份廣告，宣傳祕製保腎丸。

從我上面的比較可以看出「Doan's Kidney Pills」只是針對痠痛的處方，基本上是認為背痛是腎造成的，根本不符西方以科學論證的基本要求，所以日後被禁是有道理；到了中國，透過廣告的傳播，它成了可以治療「腎虛」的藥丸，因為腰痠背痛風濕痛是「腎虛」的警告，吃了它可以強腎清血，萬無一失，完完全全混淆中西方醫學不同論證的方法，模糊其中界線為藥品做宣傳。

有趣的是「Doan's Kidney Pills」被禁之後，改了其中的成分，變成是「Doan's Pills」販賣，葫蘆巴種子改成水楊酸（和阿斯匹靈成分相似），成為真的「止痛錠」，至於「兜安氏祕製保腎丸」沒有幾年就銷聲匿跡了。

「中西合璧」效力其實很大，如果你網路搜尋「兜安氏」三個字，會發現該公司在民國初期賣了很多西方藥品，如養肺水、藥膏等等，名人如魯迅、徐志摩的日記，還有梁實秋的《雅舍小品》裡都有相關的有趣記載，算是威名遠播的藥廠，如今大概只剩下濕疹軟膏還在販賣。

舉了上面的例子，即是凸顯在中西文化交流期間，不只是西方的船堅炮利曾經撼動清末民初的中國，而其藥品也混用中醫理論的手法，打入中國的市場。所以當然不只「兜安氏祕製保腎丸」，讀者如果有興趣，還可以利用網路搜尋相關資料，可以發現像是「散拿吐瑾」（sanatogen）、「人造自來血」、「補爾多壽」、「艾羅補腦汁」、「韋廉氏紅色補丸」……都是西藥被包裝成「有中醫理論療效」的製品，令人啼笑皆非。

看完我寫的故事，希望讀者不要再被某些電視那種「料理＋醫療＋養生」的節目所迷惑，尤其是「模糊中西醫學理論」的分際，藉此達到其所謂「健康養生」概念的宣傳。所以你一定可以了解，有民眾誤解其中的重點，犯下了「吃南瓜不降血糖，反而糖尿病情況加重」，或是「紅麴吃太多引發血尿」的媒體報導時，我心中泛起的糾結啊！

醫院評鑑——

西方的醫院評鑑制度從何而來？

相信眼尖的讀者會發現，近年來在各大醫院的外牆，開始有了一些小匾額加入，例如「冠狀動脈疾病照護品質認證」、「腦中風照護品質認證」、「氣喘照護品質認證」等等，洋洋灑灑可能超過十種，低調一點的醫院，只會在自家網站公布通過認證的消息，高調一些的醫院，甚至會在醫院外牆拉起長長的布條大肆宣傳。

台灣自一九八八年開始，是世界上繼美國、荷蘭、加拿大及澳洲，第五個開始有醫院評鑑的國家，當時的時空背景是因應醫療法第二十八條的修改：「中央主管機關應辦理醫院評鑑。」所以由衛生署逐步訂下規則，不僅作為醫院分級的標準，如醫學中心、區域教學醫院、地區醫院等等，到後來也成為健保經費分配的依據，最近幾年，醫院分級的制度已突顯不出醫療特色，前述的疾病品質認證，已成為各醫院兵家必爭之地。

很多人詬病醫院評鑑是「大拜拜」，平心而論，其手段不失為督促各醫院增進服務品質的方法，同時也可供民眾就醫時的參考，雖然可能對醫院造成不小的負擔，但對於通過認證的醫院而言，效益往往是正面的。

或許有人會問，西方的醫院評鑑制度從何而來？關於這點，我實在無法有確切的答案提供，除了歐美醫療水平不一之外，各國的醫療系統及其制度也不盡相同，不過我可以確定的說，這種醫院評鑑的概念創始於美國，說它是醫院評鑑的「零號訂定者」也是可以，在此所謂的「零號」，乃是借用傳染病學的概念，指某個流行病的頭號病人，大家稱為零號病人。

對於我說的「零號訂定者」，就是一九一〇年發表的白皮書「美國及加拿大的醫學教育」（Medical Education in the United States and Canada），也稱為「卡內基基金會公報第4號」（Carnegie Foundation Bulletin Number Four），因為撰寫報告的人是亞伯拉罕．弗萊克斯納（Abraham Flexner），所以它也被稱作弗萊克斯納報告（Flexner Report）。

報告的背景是十九世紀末與二十世紀初的美國，當時的醫療體系十分紊亂，有學院科班出身的醫師及團隊，也有巡迴遊走的江湖郎中，市面上充斥著各種號稱有專利的神丹妙藥，普羅大眾根本沒有遵從的標準，這也無怪乎可口可樂被當做藥賣，沙士的飲品能號稱治百病，「沒有傷口擦不好」的蛇毒軟膏只有凡士林……等，種種令人嘆為觀止的醫療亂象都不足為奇。

歸結前述的原因，大抵還是醫學教育參差不齊，沒有一套科學的方法來訓練醫師及給予病人合適的照顧，當然醫學還沒有進步到可以讓人相信的地步，於是在一九〇四年美國醫學學會成立了「醫學教育委員會」（Council of Medical Education，CME）。在第一次的年會上，與會的醫師們即提出了兩項標準：一是規定進入醫學院所需的最低入學學歷，第二是規定進入醫學院後，必須修習兩年的基礎醫學課程，在教學醫院進行兩年的臨床工作，才能合格領取畢業證書執業。

AMA畢竟是個民間組織，對各醫學院及醫院沒有約束力，因此在一九〇八年時，為了加速改革及淘汰不適合的醫學院，CME找上了「卡內基教學促進基金會」（Carnegie Foundation for the Advancement of Teaching），基金會主席亨利・普里切特（Henry Pritchett）選擇了弗萊克斯納，一位僅有「古典文學」學士學位的教育家，甚至是對醫學一竅不通的門外漢來擔當這個責任。

為什麼普里切特會看上弗萊克斯納呢？原因很簡單，因為熱中教育改革的他，不止在家鄉肯塔基州成立了實驗學校，更在一九〇八年出版了他的第一本書《美國學院》（*The American College*），強烈批判美國高等教育，不僅指出其課程混亂及研究方法欠佳，沒有為學院教育做出應有的貢獻，這本書吸引了普里切特的眼球，所以把CME賦予的重任交給他。

弗萊克斯納花了不到兩年的時間，拜訪了當時在北美地區的一百五十五所醫學院之後，於一九一〇年發表了他的報告，提出了五項建議：

1. 減少醫學院（從一百五十五所減到三十一所）及訓練不佳的醫師。
2. 增加進入醫學院培訓的條件。
3. 培訓醫師以科學方式進行訓練，並讓醫學院有研究的義務。

4. 讓醫學院控制醫院的臨床教學。

5. 加強國家對醫療許可的監管。

你可能會覺得，弗萊克斯納以不到兩年的時間，就能對一百五十五所醫學院觀察後即提出建議有神通？其實在出發之前他心中就有了一把尺，他的標準就是自己的母校約翰霍普金斯大學的醫學院，它當時所成立的醫院正以劃時代的科學方法及研究精神，開創了美國醫學教育的新視野，迄今仍是美國名列前茅的醫學院及醫院。

弗萊克斯納的報告發表之後，美國醫學教育有了翻天覆地的改變，從一九一〇年到一九三五年，超過一半的醫學院合併或關閉，醫學院教育的課程開始標準化，醫師至少接受六年的學習及訓練，醫學教育獲得國家監管，這也無怪乎美國在往後不到五十年的時間，就成為世界醫學領頭羊的地位。

可惜弗萊克斯納的報告並不是沒有缺點，他的心中有著和當時很多美國白人的心裡一樣的想法，戴著有色眼鏡看待黑人接受醫學教育，當時七家有接受黑人學生的醫學院關了五家，嚴重影響了黑人、甚至是少數族裔獲得醫學教育的機會；他甚至還認為，如果不經過適當的培訓和治療，非裔美國人會對中產階級和上層階級的白人健康構成威脅。

這種醫學教育的種族隔離情況，直到一九五四年美國黑人布朗一家，訴請黑人有平等教育的權利成功後才慢慢改觀，不過也要等到十五年之後黑人進入醫學院就讀的機會才慢慢解禁，所以AMA才在二〇〇九年的研究報告裡，對於弗萊克斯納的報告中所造成對黑人偏見及接受醫學教育的損失公開道歉。

美國整體的醫療水平能得到進步，但黑人接受醫學教育的機會卻遭到損害，算是弗萊克斯納的報告美中不足的事。不過弗萊克斯納的貢獻不只如此，他之後到洛克斐勒基金會任職，除了說服基金會投入更多財力提升教育與醫療水平外，更讓基金會觸角伸向東方——北京的協和醫院也是拜這股浪潮所創建。

談到醫院評鑑的歷史故事，是否能讓你心中和我一樣激起陣陣的漣漪呢？我常想，如果弗萊克斯納只是個憤世嫉俗的改革者，如今美國的醫療水平是否會如此呢？又如果沒有他說服俗稱「油王」的洛克斐勒挹注醫學教育的話，孫中山死前嘛下最後一口氣，大喊「和平、奮鬥、救中國」的場所，是不是會換到某個不起眼的民房呢？

死亡的味道——狗狗可以感應到死亡嗎？

在台灣人普遍的認知裡，把狗狗不自主的嗥叫（即俗稱的吹狗螺）視為兩種特殊狀況，一是牠們看到靈異現象，另一個是牠們感應到身邊有人即將死亡，藉此發聲提醒。

對於前者，還是屬於目前科學無法探究的範圍，我不想多談，對於後者，我認為有討論的空間。只是還沒有說出我的理論之前，我想先點出西方文化裡，和台灣習俗相似之處。

例如在挪威的神話中，狗在死神靠近前會亂叫，因為掌管死亡的女神弗蕾雅（Freya），她是乘著數隻大貓拉的車子，在人逝世前到達，由於貓狗是死對頭，狗狗感覺到弗蕾雅的大貓車接近，就會開始嗥叫；另外愛爾蘭人的傳統觀念也相信，狗可以感覺到獵犬帶著鬼獵人騎士衝過天際，將瀕臨死亡的人靈魂帶走，因此會「吹狗螺」；有人將上述的關聯追溯到古埃及，認為當時掌管死亡的神祇是阿努比斯（Anubis），其形象則是狗頭人身，於是「吹狗螺」即是預告死亡的來臨。

這種狗有「預知死亡」的超能力，在一位自稱研究五十年的專業狗博士史丹利．柯倫（Stanley Coren）的眼中，卻認為不是這麼回事。他的著作《看見狗狗的七十二個天賦》中，提到這是心理學家所說的「認知偏差」，所以人類才誤認狗有玄妙的能力。

柯倫說狗和家人本來共處一室，因為家人重病將狗移開身邊，是人們常見的做法，如此造成牠們孤單的感覺。由於和家人有分離的失落，才讓牠們吹起「狗螺」，於是人們結合「親人死亡」和「吹狗螺」的巧合，自然「誤認」狗有超能力的印象。

不過我卻有不一樣的想法，讀者們先看看下面的故事，它是一八三〇年一位愛丁堡醫學院學生約翰．布朗（John Brown）自傳裡提到的經歷，談到的即是「瑞伯和他的朋友」（Rab and His friends），文章裡的瑞伯並不是主角，牠是布朗的朋友

——詹姆士（James）和他的妻子艾莉（Allie）所養的混種狗。

在一八三〇年的某一天，布朗和詹姆士夫妻倆在街上不期而遇，艾莉對布朗支支吾吾，好不容易才說出自己的病情，希望能聽聽布朗的意見。

原來在艾莉的左胸有個腫塊不斷長大，而且還伴隨著疼痛的現象。於是布朗立刻將她帶到自己的老師詹姆士．席姆（James Syme）那裡，經過診斷，席姆告訴她這個腫塊是不好的東西，如果不處理，很快會要了她的命。

聽到這位當時頗負盛名的外科醫師說法，艾莉大概知道逃不過手術，所以席姆建議之後，也只能爽快答應，於是排在隔日舉行。

手術是在席姆主持的私人診所舉行，還沒有開始，裡面就擠滿了很多醫學院的學生，期盼自己可以占到好的位置觀看，而席姆此時也盛裝打扮，看著報紙等著艾莉到來。

艾莉很愛她的狗兒瑞伯，所以連手術也帶著牠一起來，可惜助手告訴她寵物並不可以待在手術室。但同是愛狗人士的席姆不以為忤，反而同意牠留下來，而瑞伯在艾莉的丈夫詹姆士照顧下，在手術進行過程中，乖乖趴在手術檯旁陪伴艾莉。

以今日的眼光來看這件事，可以說艾莉是位相當勇敢的女性。布朗並沒有描述手術之前，席姆是否給予艾莉任何可以止痛的飲品（如鴉片、威士忌等等），不過整個過程她都保持清醒，連哼都沒有哼一聲；甚至在完成之後下了手術檯，還向席姆及在場所有人鞠躬致意，認為自己還不夠「優雅」，請求大家見諒。

在我看來，在場的人才不夠優雅，雖然當時還未有麻醉，但醫師沒有適度給予患者止痛程序，手術根本像是屠宰場；吵鬧推擠的醫學院學生更沒有禮貌，只對「手術」有興趣，對病人的苦痛大概視若無睹。

手術完成後，至少感動了一些人，布朗和有些學生像小孩哭出聲來，只是他沒有提到，是因為看到完整的手術喜極而泣？抑或是替好友的妻子慶幸，沒有死在手術檯上？

艾莉回到病房後，席姆也大發慈悲，准許瑞伯可以留在那裡陪伴，一切似乎那麼順利與美好。不過瑞伯在術後不到一天的時間，開始在病房裡低聲嚎叫，即便是艾莉出聲制止，依然無法阻止，於是牠被帶離病房。

瑞伯被帶離病房幾個小時後，艾莉就開始渾身顫抖、並且發燒，沒有多久整個人就陷入神智不清的狀況。她開始幻想，自己抱著之前生產夭折的嬰兒，中間也夾雜著傷口疼痛的抱怨，只可惜不清醒的時間占大多數，終於在術後第四天，艾莉在病房內過世。

布朗的紀錄說，艾莉是死於當時流行的「醫院病」（Hospital Disease）。在那個沒有抗生素，與不重視消毒的時代，總把上述不幸歸咎於「骯髒」的空氣，對現在的我們來說，它的發生再簡單不過，病患根本是術後感染死亡，因為當時的概念還不知道有「細菌」這件事。

瑞伯的表現和我們台灣人的認知相同，狗兒似乎可以在親人死亡前發出「預知」的嚎叫，但我認為，重要原因是艾莉在死亡前，身上一定發出不尋常的氣味，而這種氣味對嗅覺靈敏的狗兒來說，一定覺得相當難受才會「吹狗螺」，提醒大家艾莉目前狀況危急。

同樣的道理，我認為當家中有親人瀕臨死亡時，相信他們身上一定散發著異於常人的氣味，於是和他們親近的狗兒感受到這種危險，才發出不管是悲鳴也好，或是提醒的嚎叫，告訴周遭的人，這位病重的家人來日無多。

相信我的推論，前面提到的狗博士柯倫應該會舉雙手贊成。在他的著作一樣也提到，某些經過訓練的狗，可以聞中身上有癌症的患者，準確率可以達到九十%，這些人應該發出「癌症」的氣味，只是我們目前的科技還無法量化而已。

提出十九世紀一位英國女性接受手術的故事，應該讓讀者們收穫良多。除了可以解釋狗兒能「預知死亡」的超能力是有跡可循外，大家的心中一定會充滿感謝，身處今日醫學進步的時代，享受前人所無法想像的治療，除了術前有無菌操作技術消毒，以及安全可靠的麻醉，不必忍受接受手術椎心刺骨的疼痛之外，術後抗生素的保護，更讓我們不用像前人一樣，面對「醫院病」的威脅，更無須靠狗兒的嗅覺預告可能的結果，的確是太幸運了！

醫學的悖論——飲水加氟的公衛爭議

二〇二〇年一月二十一日上午，美國密西根州大急流市（Grand Rapids）市長羅莎琳·布利斯（Rosalynn Bliss）在市政廳舉行的城市委員會會議上，向該市公共服務主管詹姆斯·赫特（James Hurt）發表了官方報告，很驕傲的宣示：

「七十五年前，我們抓住機會將氟化物加入到我們的飲水中，今天我們繼續做事，讓我們成為公用事業許多方面的領導者。」

聽完了布利斯的報告，赫特在隨後也附和說，這是承認大急流市是領導者，並為我們的飲用水加氟七十五年渡過了好日子——而為了紀念這樣的好日子，密西根州州長格雷琴・惠特默（Gretchen Whitmer）也將一月二十五日指定為密西根州水氟化七十五周年紀念日。

這些領導人的欣喜來自美國牙醫協會的報告，因為大急流市於一九四五年開始對其飲用水進行了氟化處理，這種做法減少了兒童五〇～六〇%的蛀牙。

聽起來這個為飲用水加氟的政策是十分美好而且正確的決定，但是若以今日醫學研究的標準來看，它不僅違反了醫學倫理，而且這種決策可以說是相當任性、不顧居民的死活，確實符合西方的那句諺語：The end justify the means，即不管用什麼辦法做事，只要有好的結果，手段就不是問題。

水中加氟的概念故事可以追溯到在一九〇一年，一位剛從學校畢業的年輕牙醫師弗雷德里克・麥凱（Frederick Mckay）在科羅拉多州的斯普林斯（Springs）開設了一家診所，他發現當地不少居民牙齒上有不明原因的巧克力般顏色，他把這種現象稱為科羅拉多棕色污漬（Colorado Brown Stain）。

麥凱試著在此問題上尋找答案，它顯示了很多可能，有人說是吃太多豬肉，或者是喝劣質的牛奶，甚至是飲用富含鈣質的水等等，可惜這些都是猜想，找不到其中的關聯性，麥凱想聯合其他開業牙醫解開這個謎團，但大多數的人興趣缺缺，不過他一直沒有放棄。

找尋科羅拉多棕色污漬第一次的重大突破發生在一九〇九年，當時著名的牙科研究員布萊克博士（GV Black）同意到科羅拉多州與麥凱合作研究這個神祕的疾病。布萊克之前曾嘲笑這種病不可能在牙科文獻中不被報導出來，結果他在斯普林斯牙科協會一項報告中，發現當地出生的九十%兒童有這種棕色污漬，這才驅策他來這裡參與挖掘病因。

布萊克花了六年的時間研究，直到他一九一五年去世為止。雖然沒有找到真正的原因，不過卻有兩個重要的發現，第一是這種牙齒棕色污漬是牙釉質斑駁產生，是種發育上的缺陷；第二是有這種牙齒棕色污漬的人，蛀牙竟然比牙齒沒有污漬的人少很多。因此繼承這個研究發現的麥凱，提出一個重要的假設，認為是飲用水中某種物質造成牙齒的斑駁表現。

可惜的是當時研究的水平不高，檢驗器材過於簡陋，麥凱找不出水中有任何特別的物質能夠證明他的想法，但還是建議鎮上居民放棄舊有的供水管道，使用附近另一個泉水作為飲用水的來源，幾年之內，這種在小孩子上發生的棕色污漬現象竟然慢慢不見了。

麥凱的發現讓美國公共衛生服務局（PHS）很有興趣，於是讓他與格羅弗・肯普夫（Grover Kempf）博士前往美國鋁業公司在阿肯色州擁有的城鎮，研究那裡的鋁土礦有關的水源，他們發現有兩個城鎮的孩子牙齒有不同的表現，牙齒有棕色污漬的小孩飲用水的水源有鋁土礦，另一個在五英里外的城鎮，因為水源沒有經過鋁土礦，牙齒沒有棕色的污漬。

兩人的報告引起美國鋁業公司首席化學家邱吉爾（HV Churchill）的興趣，因為他的工作是一直在駁斥鋁製炊具有毒的說法，他擔心這份報告可能給鋁業公司的批評者提供更好的素材，於是使用當時最先進的器材光譜分析（Photospectrographic analysis）分析鋁土礦礦區供水的樣本，幾天之後助理向他報告，水裡面的氟含量很高。

邱吉爾並不相信，但是在分析了更多的樣本之後，在一九三一年一月，寫了一封長達五頁的書信給麥凱，建議他從其他城鎮收集更多的水樣本，希望兩人合作找出氟在科羅拉多棕色污漬的重要關聯——距離麥凱第一次發現這種現象已經過了三十年。

上述的發現讓美國國家衛生研究院的牙科部門負責人傳德利·狄恩（Trendely Dean）博士非常有興趣，於是他開始研究氟中毒的流行病學，開發了一種先進的方法來測量水中氟含量，其準確程度可以到達〇·一ppm，借助這種新方法，可以在全國飲用水中測量氟的含量做比較。

狄恩經過數年的研究發現，飲用水中氟若只有一ppm，只有少數的人牙齒會有棕色物質產生，而且蛀牙確實和當初布萊克的發現一樣顯著減少了，因此他心中有個重要的想法，是否在飲用水中加入氟化物以減少蛀牙的產生。

如果用現代的標準來看，狄恩要這樣做必須先有嚴謹的實驗設計，在動物實驗室內做出模型，然後經過小規模的人體實驗，確定其安全性才能施行大規模的人體試驗，等到結果確實安全無虞，才有可能在水中加入氟化物以防止蛀牙，通常需要不算短的時間。

不過狄恩在提出這個想法的隔年，一九四五年大急流市城市委員會、PHS、密西根衛生部以及其他研究人員經過了幾次討論之後，就在一月二十五日的下午在供水系統加入粉狀氟化鈉，於是一個偉大且勇敢的實驗就這麼開始了。

在十一年後，大急流市的兒童蛀牙比例下降了六〇％，可惜它並沒有鼓舞所有的人，至少美國右翼組織，還有學者不斷發出反對的聲音，尤其一直有動物實驗證明，氟是一種神經毒素，可以引起染色體損傷，更與某些癌症有顯著的聯繫，但政府都聽不進去。

水中加入氟化物的最大問題是不可能控制所有人的攝取量，例如體力勞動者、運動員等等，常常需要大量飲用水，所以即使它加入的劑量再少，不免有特定人士會有較高的吸收量，讓他們暴露在氟化物毒害的風險之中。

所以我稱這種水中加氟的政策是醫學悖論，因為發現某些可能傷害人體的物質之後，卻利用它來治療疾病，和某些中醫「以毒攻毒」的療法有異曲同工之妙，而且這種悖論運用之廣，在醫學史的洪流裡不勝枚舉。

例如在一九五〇年代末期上市的沙利竇邁（Thnlidomide），一個號稱具有對抗妊娠嘔吐反應的藥物，造成了服用它的孕婦產下畸形胎，所以該藥物退出市場，但是近年來卻起死回生，在很多實驗室發現它不僅有強力抗發炎的作用，也有抑制血管新生的能力，因此目前變成多發性骨髓瘤患者的福音，甚至對於眼睛黃斑部的退化也有治療的可能。

最有趣的莫過於硝化甘油，一個在戰場上可以造成大量損傷的武器，在醫生勇敢的試吃下，如今是治療心絞痛不可或缺的藥物，不僅有舌下含片做短時間急救藥物，也有靜脈注射的劑型以應付長時間使用，聽起來是不是很可笑？

不過最可笑的應該不是現在我們笑以前的人，因在百年之後的人們，應該也會像我們笑前人一樣，而且可能笑得更大聲，所以我認為醫學悖論會有如輪迴一樣流轉著，您說是嗎？

／第四篇／

疾病與醫學的故事

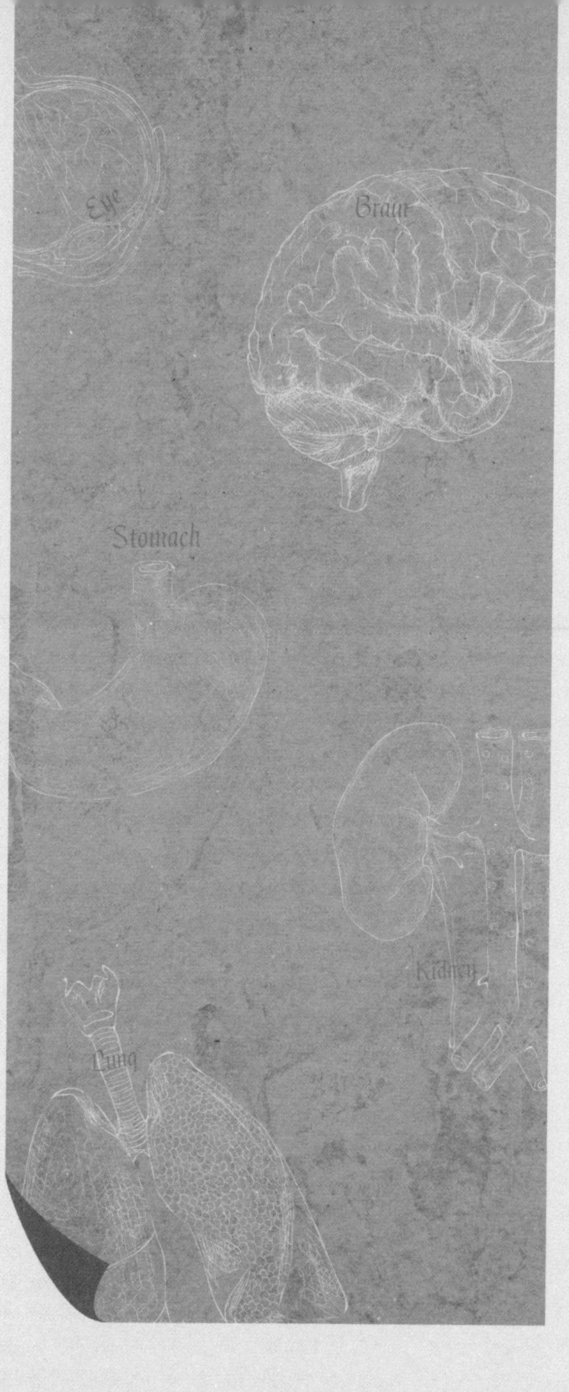

以身試藥——
為救重症的女兒德國細菌學家意外發現新藥

好友為了母親罹癌急如熱鍋上的螞蟻，因為病情比較嚴重，詢問過多位專科醫師之後，得到的是令人十分沮喪的結果，因此他透過各種方式找尋希望，結果看到了「細胞免疫療法」的相關資訊。

原來前陣子某醫院的李醫師為了加速上述療法的人體試驗，竟然「以身試藥」，將血癌細胞K562及免疫細胞一起打入體內，呼籲衛福部儘速推動「免疫細胞療法」的人體試驗。

知道原委之後，我耐心向好友解釋，不要因為母親的病情而亂了章法。畢竟目前癌症仍是醫學上棘手的問題，任何光怪陸離、未經臨床實證的療法都要打上一個大問號，據此好友才當機立斷，決定還是尋找應有的專科醫師做妥善的配合。

聽完了這個故事，或許有讀者會認為李醫師的行為如神農氏，為了突破醫學研究而不惜「以身試藥」，但我必須說，在醫療史上這種例子比比皆是，底下的諾貝爾醫學獎得主所遭遇的情況，相對於李醫師而言有過之而無不及。

一九三五年冬季的某一天，任職於德國法本公司（Interessen-Gemeinschaft Farbenindustrie AG）拜耳實驗室（Bayer labs，即合成阿斯匹靈 Aspirin 的同一實驗室）的杜馬克（Gerhard Domagk），為了女兒希爾德加德（Hildegard）病情憂心不已，因為她的主治醫師告訴杜馬克，要讓希爾德加德活命，必須將她發炎腫脹的手截斷。

原來希爾德加德幾天前不小心滑倒，被拿在手中的針刺出一個傷口，剛開始她不以為意，結果沒過多久，傷口就發炎了。這不起眼的小傷竟然進展迅速，幾天之後流出膿水，希爾德加德高燒不退，就被送到醫院治療，可惜病情沒有好轉，反而看到感染像往上爬的藤蔓，從手掌慢慢延伸至手肘、上臂，不僅皮膚泛紅，並且合併腫脹疼痛。

醫師替傷口做的培養出爐，是十分常見的鏈球菌（Streptococcus）。由於當時並沒有抗生素問世，所以這個在今日看似簡單的疾病，卻潛藏著極大的致命危機。

身為細菌學專家的杜馬克和女兒的主治醫師一樣清楚，沒有控制好鏈球菌感染，希爾德加德即便截去患肢，不見得能夠存活，畢竟細菌此時不只是感染了傷口，也已經在血液中流竄，以今天的觀點來看，「敗血症」不能避免，休克的狀態隨時會到來。

或許女兒傷口的感染對杜馬克是個嚴苛的試煉——如果你知道他研究的背景，說它是上帝開的玩笑也不為過。杜馬克在拜耳實驗室的主要工作，就是和同事克拉里爾（Josef Klarer）在眾多的染料中，去尋找出可以抗菌，甚至可以治療細菌感染的藥物。

讀者們或許會問，為何杜馬克要從數以千計的染料中，找出可以對抗細菌的成分？這必須要從當時熱門的研究說起。

在十九世紀末由於法國科學家路易．巴斯德（Louis Pasteur）開啟了微生物學的研究，使得這門學問在二十世紀初有了蓬勃的發展，為了要更了解細菌的特性，於是科學家利用了染料對培養出的細菌染色，除了想要看清楚它的結構之外，更希望能找出治療細菌感染的方法。

在這股風潮中，另一位微生物學的大師羅伯・柯霍（Robert Koch），利用「苯胺類染劑」（aniline dye），成功替分離出的微生物染色，而且意外發現某些染劑能抑制培養皿中的微生物生長。這樣的發現讓所有的科學家興奮異常，他們嗅出在當時被歸為棘手，甚至是「絕症」的細菌感染似乎有解決的契機，因此吸引了更多人投入研究。

科學界希望找出可以治療感染，又不傷身體的染料，因此把這個飽受期待的東西稱為「神奇子彈」（Magic bullet）。

杜馬克在拜耳實驗室的工作就是和同事克拉里爾合作，找出深具潛力的染料，最後似乎在克拉里爾所合成的「百浪多息」（Prontosil，即 Sulfonamidochrysoidine）找到希望。

百浪多息是種橘紅色的工業染劑，可用於紡織素材，如羊毛、棉線的上色，不過杜馬克卻發現，雖然它無法完全抑制在培養皿裡細菌的生長，卻在動物實驗看到它的潛力。

要是將百浪多息餵食注射鏈球菌的老鼠，和那些只有單純打入鏈球菌的老鼠相比，之後其存活率是大大增加。只是這種令人驚喜的發現離使用到人體身上還有一大段距離，因為其劑量、使用方法或副作用，甚至是對於人類身體的毒性還一無所知。

對於女兒瀕臨死亡，杜馬克還是不得不做出痛苦的決定。他在徵求醫師的同意下，給了女兒幾次的百浪多息，據文獻記載，其劑量大概超過十公克（遠比今日的標準超出好多倍），結果神奇的事情發生了，希爾加爾德在幾天後，不只保住手臂，連感染也成功痊癒，沒有任何副作用。

受到治療女兒病例成功的激勵，杜馬克在一九三五年底整理好動物實驗的資料，正式對外發表成果，等於對全世界的科學家宣告，「神奇子彈」已經被他找到了，當然對於勇敢地治療自己的女兒這件事，他是避而不談。

雖然很多人對百浪多息抱持觀望的態度，但沒有多久，英國一位醫師寇布魯克（Leonard Colebrook）將它用於產褥熱（postpartum infections）的治療，獲得空前的成功，救回不少生命遭受威脅的產婦。更有名的案例是在一九三六年冬天，波士頓的托畢醫師（George Loring Tobey Jr.），使用它治好了當時美國總統羅斯福（Franklin

Delano Roosevelt）的兒子，他因罹患鏈球菌而有咽喉炎及其它併發症，此事不只登上新聞，美國《時代》雜誌還專文報導。

不過以現今的眼光來看，杜馬克發現人類史上第一種抗生素，充其量是種「狗急跳牆」式的結果，能夠成功說穿了和「老天爺保佑」，或是「祖上積德」沒有兩樣。

醫學研究發展到現在，已有一套嚴謹的理論基礎，任何新型療法就如少林寺弟子學成下山，要有經過「銅人陣」的試煉才能離開，沒有透過「實證」（evidence-based）的支持，就如同過不了「銅人陣」的少林弟子，只能當作參考，因為透過按部就班得到的新療法，上市之後都可能面臨失敗，而那些想跳脫該有的臨床試驗步驟的任何治療，不僅結果可能不正確，連帶還有危害患者的疑慮，不可不謹慎看待！

維他命G——玉米是無辜的，維生素B3才是關鍵！

二十世紀初期美國南方糙皮病（Pellagra）橫行，於是在紐約學士後醫學院（New YorK Post-graduate Medical School）院長喬治．米勒（George Miller）請託下，礦業巨頭羅伯特．湯普森（Robert Thompson）及棉花商人亨利．麥克法登（Henri McFadden）出資成立了一個委員會，於一九一二年由武裝部隊醫療隊的兩名軍官約瑟夫．席樂（Joseph Siler）及菲利浦．蓋瑞森（Philip Garrison）率領的醫療團隊展開大規模的調查。

在南卡羅萊納州參議員賓．提爾曼（Ben Tillman）的協助下，醫療隊經過兩年多的調查，檢查了好幾個棉紡廠村的聚落，最後的結論是衛生系統好的村莊糙皮病發生率比較低，雖然他們沒有找到確切的感染源，但結論卻是與當時流行的假說不謀而合，這個病應該是由不知名的病原體所誘發：這是有名的湯普森—麥克法登報告（Thompson Mcfadden Report）。

當時的醫學檢驗系統並不進步，自然對糙皮病有錯誤的想像，它並非當時的新興疾病，早在一七三五年的西班牙，就發現從事農作的工人罹患前述病症。Pellagra在義大利語是「酸皮膚」，有四個非常有名的臨床表現叫4Ds：腹瀉（Diarrhea）、失智（Dementia）、皮疹（Dermatitis）及死亡（Death），因為常見於整體衛生條件差的地方，又有群聚的現象，傳染病理論是大家可以接受的最大公約數，雖然不知道它的病因是什麼。

由於確切感染源沒有被提出，一位紐約的猶太醫師約瑟夫．戈德伯格（Joseph Goldberger）於一九一四年接受美國公共衛生服務局委託再次調查此事，他對此病肆虐南方城鎮的程度感到震驚，於是努力拜訪了十幾個城鎮，一段類似救贖的旅程於焉展開。

參觀及受訪的城鎮越多，戈德伯格心中對於糙皮病的感染病結論越來越懷疑，因為他發現孤兒院及精神病院的患者雖多，可是那裡的醫護人員，甚至是一般的工作人員，感染此病的數目幾乎為零，並不能說服他。

戈德伯格開始尋找可能的病因，透過觀察，他把目標放在這些患者的單調飲食上面，因為美國南方此時棉紡廠風行，為了填飽肚子及獲得卡路里，大多數的農民及下階層工作者，以俗稱的3Ms為食物：磨碎的玉米粉（ground cornmeal）、糖漿（molasses）及乾肉（driedmeat），缺乏新鮮蔬果及乳製品，於是戈德伯格假設糙皮病最大的主因是食物缺乏多樣性及新鮮的食材而來。

為了驗證自己的想法，戈德伯格選了一些糙皮病好發率高的孤兒院及收容所，提供那裡的病人大量新鮮食物，很快的此病就受到緩解及控制，收容所原先那些被認為是失智的病人得到很大的改善，因此得以返家休養。

為了讓更多人能夠接受是「食物」造成糙皮病的原因，戈德伯格說服了密西西比州的州長，選擇一個並沒有糙皮病災情的監獄做實驗，幾十個囚犯住進單獨乾淨的牢房，並且只提供3Ms類食物，條件是實驗結束後，他們可以獲得減刑出獄。

當時的囚犯並沒有什麼人權，所以這樣的實驗是被允許的，於是這些被選到的人欣然接受條件，因為在監獄裡有單獨的乾淨空間，並不需要接受什麼侵入性的治療，而且光是接受實驗完可以減刑出獄，在裡面吃什麼就不重要了。

一開始這些人每天過得都非常快樂，可是幾個月之後慢慢就改變了想法，因為糙皮病讓他們痛不欲生，很多人變得蒼白虛弱，也有人變呆了，更可怕的是有囚犯要求提前結束自己的生命。看到自己的想法得到證實，七個月後這個實驗就終止了，每位囚犯拿到五美元的酬勞及一套西裝，被告知可以離開監獄，據記載他們可是如驚弓之鳥一樣，連滾帶爬離開監獄。

戈德伯格提出營養不良是糙皮病的主因，認為只要提供這些患者新鮮的食物就可以讓此病絕跡，原本以為是美事一樁，結果就引來了抨擊他的浪潮，因為那時美國南北內戰雖然結束了，但是兩邊人馬芥蒂依然存在，以營養不良來說明糙皮病的發生，簡直把南方說成了落後地區，這種政治不正確的診斷自然讓戈德伯格被批評得一無是處，有人甚至以反猶情緒為出發點，認為這位北方來的紐約猶太人，把糙皮病釘在了十字架上。

為了證明自己的想法並沒有錯誤，戈德伯格在一九一六年春天開始，辦了八次所謂的「骯髒派對」（Filth Party），前後共有十七位勇敢的朋友參加，大多數是醫療界的朋友，他們吃下了戈德伯格收集來的患者身上的組織碎片，混著食物一起吃下肚，有些支持他的朋友更用棉花棒沾上這些組織或分泌物，然後在鼻腔內擦拭：在宴會之後，除了噁心感之外，只有幾位朋友拉了肚子，並沒有人得到真正的糙皮病。

上述的實驗雖然贏得部分懷疑論者的支持，可惜還是有相當多的人一直持續不斷攻擊戈德伯格，他並沒有得到美國南方醫界應該有的尊重，最後在心灰意冷之餘轉向實驗室工作，誠如他接受報紙訪問時所抱怨的：我只是個流浪醫師，有何能耐能對南方的經濟狀況做到什麼影響？

經過一段時間的努力，戈德伯格發現只要幾美分的啤酒酵母加入南方民眾的食物裡，就有可能遏止糙皮病風行，可惜這樣的發現還是無法扭轉醫療人員根深蒂固的觀念，最後是什麼解救了南方此病的流行呢？答案是一九二七年密西西比大洪水，雖然造成了五百人死亡，數十萬人流離失所，但是因為洪水破壞了棉花的單一種植現象，為了生活只好試著吃其他的食物。

一九三七年來自威斯康辛州的挪威移民第二代康拉德・阿諾德・埃爾維杰姆

（Conrad Arnold Elvehjem）在那個大家一窩蜂研究維他命的時代，因為發現菸酸（Niacin）可以治療狗的黑舌病（類似人類的糙皮病），並且在肝臟中提煉出治療雞隻糙皮病的物質，他也跟著幾位發現維生素的前輩，得到諾貝爾醫學獎，雖然它被歸類為維他命B3，但是為了表彰它是借鏡戈德伯格的研究得到靈感，於是它暱稱為維他命G。

這使得科學家終於發現，雖然玉米裡有維他命B3，但是沒有分解的原型很難釋放它。美洲的原住民也用玉米當作主食，為什麼沒有得到糙皮病呢？答案是他們用鹼水磨碎玉米食用，這樣的做法可以將維他命B3釋放出來。

可悲的是戈德伯格並沒有看到維他命B3的發現，他在一九二九年因為胃癌過世，享年五十四歲，即使他死了一年多，還是有人對他做無情的攻擊，甚至還有南方的官員將他比擬成義大利的墨索里尼。

歷史有時是無情的，而且常常會開我們的玩笑，戈德伯格的發現除了在醫學文獻上得到平反外，普羅大眾對他幾乎一無所知，美國的糙皮病除了大洪水之外，也因為大蕭條期間南方的棉花價格下跌，使得農地有更多的作物，增加民眾食物的多樣性，尤其在確定維他命B3缺乏是糙皮病的來源之後，二戰期間聯邦政府就規定，必須在麵包中添加它，一種肆虐美國南方多年的流行病終於銷聲匿跡，目前只有在患有厭食症及酗酒者，以及其他進食狀況差的患者身上可以看到。

所以現在的我們很少知道糙皮病，就好像我們對戈德伯格沒有什麼概念一樣！

賦格狀態——化身成不同性格來自我防禦

二〇〇二年上映的諜報動作片《神鬼認證》（*The Bourne Indentity*）成功塑造了電影武打動作的新紀元，和一九九九年基努・李維（Keanu Charles Reeves）主演的《駭客任務》（*The Matrix*）華麗科幻的對打風格做出了區隔，主角麥特・戴蒙（Matt Damon）由之前文藝片裡瘦弱憨厚的小生，搖身一變成為頂尖殺手的傑森・包恩（Jason Bourne），和劇中反派的角色拳拳到肉的近身搏鬥，看得讓人血脈賁張、鼓掌叫好，所以票房收入不錯，連帶也讓它開拍四部續集，不僅如此，影評人也不吝給予不錯的評價，算是叫好又叫座的系列電影。

主角包恩在劇中喪失記憶，他本是由美國中情局所訓練，在世界各地執行暗殺任務的特工人員，因意外而失去聯繫，中情局為了掩飾這種見不了光的幹員，對他展開無情的追殺，而包恩也在這個過程中，努力尋回自己原生的記憶，類似是一種救贖的過程。

電影裡的主角失去記憶，化身成另外一個不同性格的人算是老梗，不過《神鬼認證》原著小說作者羅勃．陸德倫（Robert Ludlum）卻有伏筆，因為他替主角取名為包恩是有典故的，他的原型是精神疾病史上赫赫有名的人物安塞爾．包恩（Ansel Bourne）。

一八八七年的一月底，有位名叫亞伯特．布朗（Albert Brown）的男子，漫步到費城二十英里外的諾里斯敦（Norristown），向一位名叫平克斯頓．厄爾（Pinkston Earle）的人租了間房。

布朗安裝了一些家具，用窗簾把他的租屋一分為二，並在前半對外的部分做起了生意，他賣糖果、玩具、堅果和一角錢的商品，其中以太妃糖為大宗，當地人並沒有發現布朗有什麼異狀，只覺得他是一位非常健談的人。

因為沒有什麼在地人的朋友，所以布朗其實有大部分的時間是獨自一人在房間內，他靜靜的守著屋子的後半部，最多的時間都是用來準備自己的餐點，像是煎牛排或是火腿當食物。

一八八七年的三月十四日，那天是星期一，布朗早上醒過來卻發現自己不知身在何處，更好玩的是他忘了自己曾經叫做布朗，對自己在諾里斯敦的所作所為完全沒有印象，他只知道自己是安塞爾．包恩——時間停留在一八八七年一月十七日的早上，那一天他離開在羅德島上的住家，身上帶了五百美元，準備替自己買一個農場來經營。

包恩首先在姪子的商店停留，然後騎馬離開到城裡，拜訪了自己的妹妹，但隨後奇怪的事情發生了，在多倫斯（Dorrance）街和布羅德（Broad）街的交接轉角處，一輛貨車突然橫過包恩的前面，等它離開十字路口時，包恩竟然不見了。

著急的家人在當地報紙發布了失蹤通知，把包恩描述成一位前傳教士，說他容易受到特殊類型的攻擊，使他暫時失去知覺：這其實是隱晦說明包恩有失憶症，他常常走出城區外，然後在幾英里的地方突然驚醒過來，不知道自己是如何到達那裡？

經過幾個星期的努力，包恩家人沒有收到任何消息，覺得他應該是被某個流浪漢襲擊，為的是他口袋裡巨額的美金，在奪取錢財之後，可能將遺體棄置在某個不為人知的角落。

直到布朗的身分被包恩遺忘，記憶又回到了之前的身分，包恩的家人得知從羅德島前來將他帶回，這時在諾里斯敦的鄰居雖然不知道整件事情的來龍去脈，但是和包恩相處一段時間之後，有兩件事情跟他之前是一樣的，布朗和包恩都是在一八二六年七月八日出生，他們倆的第一任妻子都在同一天過世，沒有人在意兩個人是不是如同尋人啟事上所說，頭髮花白而且鬍子亂七八糟。

聽到這樣神奇的遭遇，哈佛大學的心理學家威廉．詹姆斯（William James），以及心理研究學會的理查．霍奇森（Richard Hodgson）前往羅德島，協助並研究包恩的病況。

透過催眠治療的手段，包恩可以被誘導出之前存在的布朗，發現他是坐了火車前往紐約，待了幾天之後才到費城，令人覺得匪夷所思的事情是，包恩和布朗並不了解對方，這種記憶解離的狀態精神學家稱之為「賦格」（Fugue），如此奇怪的心理障礙，會暫時抹去自己之前的記憶，有人戲稱這些人是現實生活中的活殭屍

（Zombie），正如我們看到的，在包恩本體之外存在另一個布朗，可以完全忘記之前的包恩而生活著。

賦格的患者出現在世界各地文化當中，好發於二十到三十歲左右的族群，他們的特徵是有強烈逃離現實壓力的衝動，通常是由一系列長期創傷事件所引發，因此他們的記憶或人格能夠可逆性遺忘，如果從「忘記自己的神遊狀態」回到正常生活，以前種種的記憶也會完好無損的恢復。

至於我們的主角包恩所面臨的壓力，是從神學上面而來。在他年輕的時候是一位大刺刺的無神論者，有時為了惹怒上帝，星期天會讓自己過著放蕩的生活，甚至以賭博為樂，不過有一個星期天，忽然聽到天上傳來聲音，要求他參加教堂的聚會，包恩卻在心裡回應，如果要去教堂，他寧願又聾又啞又瞎，結果上帝讓他如願以償。

包恩在痛苦幾天之後，上述的情況竟然完全恢復了，因此他變得對上帝充滿敬畏和感激，以至於在往後的幾十年時間，他開始四處雲遊並傳播福音，變成是一個十分虔誠的傳道者。

在第一任妻子去世後，包恩又結第二次婚，新婚的妻子發現他健康逐漸變差，於是要求他不要旅行以及福音的傳播，結果他的內疚加深，開始不修邊幅、衣衫襤褸，最後發生了神遊去費城的事件。

科學家認為賦格是壓力促使腦內的激素氾濫，造成所謂的神經毒性反應（Neurotoxicity cascade），從而壓抑了大腦某些結構，尤其是管理儲存和檢索記憶的海馬迴。

心理學家把賦格視為一種防禦機轉，是精神上的斷路器，這點和保護家電在電壓不穩時的功能一模一樣，所以病人一開始的自我消融就是精神上的斷電，避免被壓力所打垮，而自我消失了之後，就出現了逃離的慾望，賦格在拉丁文上的意思就是追逐和飛翔。

有了這種逃離的衝動，病患往往持續不斷的運動來燃燒身體的能量，有人一次步行好幾百英里，腳上起水泡也不會覺得痛，更遑論因此而晒傷，至於我們談到的主角包恩，神遊時從羅德島到諾里斯敦，也晃了二百六十五英里的路。

目前沒有什麼方法可以治療賦格，但也由於患者可以毫髮無損地回到之前的記憶，讓部分心理學家認為這些人安排了精心設計的騙局，以擺脫自己目前的困境。

從電影的包恩談到現實的包恩，還有在他身上的布朗，這些似乎沒有什麼關聯，不過其中的聯繫還是有的：傑森・包恩是小說家創造的失憶主角，而安塞爾・包恩則替自己創造了荒謬的布朗，本質不相同但虛假程度一致，前者娛樂觀眾，後者替安塞爾・包恩解除現實的壓力，兩人的功能異曲而同工。

上帝的傑作1——打破種族歧視與醫學忌諱

一九三六年的某一天，在范德比大學（Vanderbilt University）醫學院的動物實驗室，負責人外科醫師阿爾弗雷德·布萊洛克（Alfred Blalock），正在檢視助手維維恩·托馬斯（Vivien Thomas）的工作結果，他在施做的是要利用動物的模型，製造出肺動脈高壓（Pulmonary Hypertension）。

當時血管縫合的技術不是很成熟，不僅沒有專用的器械，也沒有為了它製造的縫線，但維維恩手藝精湛，完成了布萊洛克交付的任務，將狗兒左側鎖骨下動脈打斷，吻合到牠的肺動脈上，期望能因此增加狗兒肺部的血流量，而達到需要的肺動脈高壓。

看到維維恩完成的血管吻合作品，布萊洛克並不吝嗇提出讚美，甚至說他吻合後的樣子，有點像是上帝的傑作（Like something the Lord made）——可惜這樣的作品，最後還是以失敗收場，製造不了肺動脈高壓的動物模型，這當然也是要日後損失了好幾條狗命才知道。

布萊洛克表面上雖然是稱讚維維恩，其實暗地裡也是稱讚自己，因為維維恩是一九三〇年自己所錄取的實驗室助手，他的外科基本功一開始完全是布萊洛克自己教的，只是經過幾年的努力，維維恩的技術早就爐火純青，甚至比一般外科醫師有過之而無不及，唯一不同的是，維維恩的病人只在動物實驗室，而不是病房內的真正病人。

為什麼我要說維維恩有如此的天分，這點要從他進入實驗室前的工作和懷抱的理想說起。

在十九歲之前，維維恩的成績優秀，還因此申請到位在那什維爾（Nashville）的田納西州立農業及工業學院（Tennessee State Agricultural and Industrial College，目前已成為田納西州立大學 Tennessee State University）的預備醫科學生資格，當時他以木匠學徒來儲存入學的費用，可惜因為美國處於大蕭條（The Great Depression）

期間，他不僅存不了錢還喪失入學資格，為了維持生計只能到范德比大學醫學院的實驗室應徵助手的工作。

雖然得到了這件工作，可惜薪水只有不到當木工學徒的三分之一，但是維維恩並沒有氣餒，他除了相信工作比較穩定以外，並期待有一天機會將站在自己這邊，攢夠了錢之後，可以完成上醫學院的夢想。

根據他的自傳所紀錄，布萊洛克顯然對他的期望很高，第一天就給了他下馬威，撂了一句狠話：「在這個實驗室工作的人，必須學會我教的事情，甚至還要會我不會做的事！」

可以想見對醫學一竅不通的維維恩，一開始接下這個工作是相當的辛苦，不過他沒有辜負布萊洛克的期望，很快的就上手實驗室的工作，同時以過人的手藝得到布萊洛克的完全信任，兩人合作無間之下，布萊洛克在一九三三年完成了「休克」（Shock）成因的動物模型，解決了當時醫學知識在這一塊未知領域的問題，隔年將成果發表在醫學期刊上，讓大家知道有布萊洛克這一號人物的存在。

說起來或許大家會覺得可笑，布萊洛克提出四種休克的模型中，其中一個因血液流失所造成的「低血容性休克」（Hypovolemic Shock），只需要輸血做及時的矯正——你沒有聽錯，當時醫界對現今這麼淺顯易懂的道理都不懂，更遑論談到輸血的治療，不過這樣的成就非常重要，對於即將到來的第二次世界大戰提出了戰場上受傷士兵重要的解方，就是快速供應輸血，從而促進日後重要的輸血治療及現代血庫的成型。

由於名氣越來越大，一九三七年布萊洛克受到底特律的亨利福特醫院（Henry Ford Hospital）的邀請，去擔任那裡外科部主任的職務，但他拒絕了，原因很簡單，因為布萊洛克想要帶維維恩一起前往，但醫院方面卻以他是個黑人而拒絕請求，這件事只能胎死腹中。

當時美國的南方種族隔離的現象依舊十分嚴峻，對黑人的歧視仍是個解不開的社會問題，下面舉幾個例子，就可以看出布萊洛克和維維恩之間的相處是有多麼的困難，但又充滿堅定的友誼。

第一件事是維維恩的薪水為什麼只有之前木工學徒的三分之一不到，雖然是以實驗室的助理身分被錄取，但醫院因為他是黑人所以不願付出正常的薪資，只能和一般黑人所擔任的職務工友（Janitor）來起薪，這一點連維維恩與布萊洛克兩人都不知道。

第二件事是隨著維維恩與布萊洛克兩人的交情越來越好，雖然可以在實驗室同桌共食，而且在美國有禁酒令的時代，維維恩兩人可以把酒言歡，享用布萊洛克偷藏的私酒，但是出了實驗室兩個人卻不能並肩同行，否則會被醫院的白人工作人員，投以不屑的眼光。

所以當布萊洛克想設宴款待自己重要的朋友時，如果希望維維恩也能到場認識其他醫界的人員，布萊洛克想到一個重要的方法，就是請維維恩到場擔任酒保的工作，一方面場面不會太尷尬，另一方面維維恩也可以賺外快貼補家用。

為什麼會有前述的狀況也是有其道理。因為在工作一段時間之後，維維恩發現自己的薪水和實驗室的同事差了非常多，甚至低到和當時擔任工友的黑人同胞一樣，知道輕重的他，沒有選擇以開門見山、據理力爭的方式告訴布萊洛克，只隱晦透露自己的薪水階級不過是個工友而已，從不管實驗室經費分配的布萊洛克向醫院查帳之後，順利讓維維恩薪水能夠提高一些，雖然還不能和同實驗室的白人工作人員相比。

維維恩一直和布萊洛克謹慎處理了兩人在檯面上種族的問題，以至於沒有醫院高層會插手他們的合作關係，說忍辱也罷，說成全也好，多年後布萊洛克在巴爾的摩的大飯店慶祝六十大壽時，其宴請的五百位賓客名單中並沒有維維恩，他甚至連酒保也不是，日後對此件事從沒有抱怨過。

因為拒絕了亨利福特醫院的邀請，這件事也變成布萊洛克的契機，因為在一九四〇年的時候，約翰霍普金斯醫院的外科部主任出缺，他立刻受到了邀請。

還好約翰霍普金斯的「黑白隔離」政策並沒有那麼嚴重，所以布萊洛克可以帶著維維恩一起前往那裡工作，前者是意氣風發，後者則是為了離家太遠而憂心忡忡，是因為二次世界大戰也燒到美國，生怕受到戰爭影響的維維恩才同意前往。

布萊洛克和維維恩兩人合作的默契，讓他們在約翰霍普金斯醫院可以大展身手，可是到了一九四三年的時候，有位小兒心臟科醫師海倫．陶西格（Helen Taussig）給他們出了個難題，她希望布萊洛克能用外科辦法解決「法洛氏四合症」（Tetralogy of Fallot）＊病童的問題——這種俗稱「藍色寶寶」（Blue Baby）的小孩，因為先天性疾患，所以沒有足夠的血液去肺部交換氧氣，造成皮膚發紺（Cyanosis）現象，看起來像藍色一樣。

陶西格並非只有向布萊洛克求助，她曾經甘冒不韙向當時波士頓兒童醫院（Boston Children's Hospital）外科名醫羅伯特．羅斯（Robert Ross）求助，但他不僅沒有好口氣，還告訴陶西格說，以目前的醫學技術，外科醫師能夠治療這樣的小孩簡直是不可能的任務。

一點也沒有小兒科基礎，甚至沒做過心臟手術的布萊洛克會如何解決這個問題呢？限於篇幅在這裡打住，且聽下回分解，我會讓讀者們知道，為什麼上帝會在關了一扇門之後，找到適合的人開另一扇窗：不管是布萊洛克對維維恩，或者是維維恩對布萊洛克，甚至是他們兩人對陶西格，或者是藍色嬰兒似乎都是如此。

＊ 法洛氏四合症是一種常見的先天性心臟病，大約占了所有先天性心臟病的七—十%，也是最常見的一種發紺型先天性心臟病（會導致流向全身各器官的動脈血液含氧量下降的先天性心臟病）。這個名稱的由來，是因為法國的法洛醫師（Étienne-Louis Arthur Fallot）在一八八八年首先詳細描述了四項此病在結構上的特徵，包括：

1. 心室中膈缺損
2. 右心室出口狹窄
3. 主動脈跨坐在左心室和右心室之間
4. 右心室肥大

由於右心室出口狹窄，右心室的缺氧血流向肺部時面對較大的阻力，部分缺氧血就會轉而經由心室中膈缺損進入主動脈，和原本主動脈中來自左心室的含氧血相互混合，導致主動脈中流向全身的各個器官的血液含氧量下降。如果右心室出口狹窄的程度越嚴重，右心室中流向肺部可以做有效氣體交換的血液量就越少，臨床上低血氧的症狀就越明顯，皮膚、嘴唇以及指甲往往會呈現藍紫色，因此病童常常被稱為藍寶寶（blue baby）。法洛氏四重症如果未經治療，大約三十五%的患者會在一歲以前死亡，只有約五十%的病患可以存活超過三歲，可以存活至成年的僅五%。

上帝的傑作2——為「藍色嬰兒」進行開心手術

有關於藍色嬰兒的治療，布萊洛克確實是個門外漢，不過學者的性格是實事求是，他在答應陶西格的請求之後，立刻與維維恩商討是否能在實驗室模擬出法洛氏四合症的模型。

接到任務的維維恩，先到病理解剖室找檢體研究。當時有很多因為先天性心臟病死亡的小孩，在過世解剖之後，有不少心臟被約翰霍普金斯醫院留了下來，其中不乏法洛氏四合症病變的心臟，可以供維維恩參考。

此時的維維恩已經和經驗豐富的外科醫師一樣，在實驗室待了十多年，並不是只有學習手術技巧，實驗室的工作夥伴如約瑟夫．比爾德（Joseph Beard）醫師等，也會指導他有關生理或解剖學的知識，維維恩原本就有預備醫學院的入學資格，學習上述的知識可說是如魚得水，沒有什麼問題。

只可惜法洛氏四合症構成相當複雜，要在動物身上複製出相同的病灶確實有很大的困難，讓維維恩一直找不到突破點，某天他靈光一閃，想到了那七年前失敗的肺動脈高壓的動物實驗，他向布萊洛克建議直接打斷小孩的左鎖骨下動脈接到鄰近的肺動脈，這樣小孩子肺部的血流就會增加。

可惜布萊洛克不同意，他認為疾病的治療要有依據，就像之前他設計的休克模型一樣，有了模擬的狀況才有治療的根據，如果醫師任意給予病患異想天開的治療，即便看起來合理，但缺乏證據力。

說不過布萊洛克，維維恩只好又回頭去想辦法，製造出法洛氏四合症的動物模型，但是他沒有放棄前述的想法，還是在動物實驗室狗狗的身上，練習上述動脈之間的吻合術，其中一隻名為安娜（Anna）的狗存活了下來，還成為實驗室的吉祥物。

維維恩重複上述手術很多次，還設計了不少器械以供使用，雖然成果豐碩，可惜法洛氏四合症的動物模型依然沒有進展，布萊洛克也曾經到實驗室徵詢進度卻只能失望而回，而關於維維恩提到的手術，不知道他是否受到之前實驗失敗的陰影所影響，只有在維維恩的幫助之下，完成了一次狗兒的左鎖骨下動脈和肺動脈之間的吻合術。

辛苦了一年多沒有找到藍色嬰兒的手術治療方式，但是在一九四四年的十二月，陶西格並沒有給布萊洛克更久的時間，直接懇求他是否能替一位瀕臨死亡的孩子艾琳・薩克遜（Eileen Saxon）執行手術，她只有十六個月大，體重約九磅而已，目前僅依靠著氧氣帳活命，快要撐不下去了。

最後手術決定在一九四四年十一月二十九日，布萊洛克別無選擇，只能接受維維恩的建議，像狗兒一樣直接切開艾琳左側胸骨，找出左側鎖骨下動脈直接打斷，貼在鄰近的肺動脈上。

由於艾琳比實驗狗兒都還小，沒有合適的針頭與縫線，維維恩就在實驗室自製，以符合當天手術的要求。

在約翰霍普金斯醫院的七〇六號手術室，當天的氣氛十分緊繃，布萊洛克看不見維維恩，還特地從手術檯走開叫人找他過來，為此還從手術檯下來重新刷手。

維維恩被指定站在布萊洛克右後方的小板凳上，當天的助手由總醫師威廉・隆邁爾（William Longmire，日後到了加州洛杉磯大學，成為外科部的負責人以及醫學院建立的推手），實習大夫登頓・庫利（Denton Cooley，日後成為心臟外科名醫，是知名的德州心臟醫學中心負責人），而陶西格則站在手術檯尾端看著手術進行。

布萊洛克非常謹慎，從一劃刀開始，就不斷詢問背後維維恩的意見，像是血管切口大小是否可以，還是縫線是否太寬或太窄，彷彿就像學生向老師請益一般。

艾琳的手術在布萊洛克放開血管鉗之後，她發紺的皮膚有如神助，瞬間變成粉紅色，維維恩在日後的專訪表示，他看到之後非常感動，覺得是奇蹟的降臨。

自此之後，七〇六號手術室變成是霍普金斯醫院最忙的地方，被暱稱為心臟房間（the Heart Room），全美各地帶著藍色嬰兒的父母蜂湧而至，期待得到布萊洛克為自己的小孩做救命手術。

這個手術讓布萊洛克和陶西格成為世界聞名的醫師，而這個替藍色嬰兒解決問題的手術，也被稱為布萊洛克—陶西格分流術（Blalock-Taussig shunt），兩人因此接受數不清的獎項，甚至一度提名一九五一年諾貝爾醫學獎，兩人也成為《時代》雜誌的封面人物，但一切似乎與維維恩沒有什麼關係。

當然你可以想見，不僅是美國，包含全世界想學習此項手術的醫師都會到約翰霍普金斯醫院，他們在動物實驗室都領教了維維恩精湛的手術技巧，那時候誰都知道手術室的主角布萊洛克，手術中還要不斷詢問站在身後的維維恩，而他是動物實驗室裡的老大。

雖然站不上檯面，維維恩並非隱形人，布萊洛克從不在外人面前吝於稱讚，說他是實驗室裡的超級技術人員，而接受他調教過的心臟外科醫師群更是不勝枚舉，大家雖然沒有稱維維恩是老師，但心中感恩的情愫是無法抹滅。

布萊洛克在一九六四年過世前，礙於當時社會的氛圍，始終無法替維維恩爭取到什麼名分，但是他的徒子徒孫並不是忘恩負義之輩，多年之後幾位在霍普金斯工作的高層，和其他醫院的外科部負責人的奔走下，終於促成了維維恩在一九七六年接受了約翰霍普金斯榮譽博士學位。

由於約翰霍普金斯醫院沒有授予任何人醫學博士的傳統，維維恩得到的是法學博士，不過在讚詞裡卻看到醫院沒有遮掩的表示，說維維恩是位「在約翰霍普金斯醫院優秀醫學傳統的人物，已經獲得傑出外科助手及研究員的名聲，在手術及縫合技術貢獻良多」，隔年還給予他外科導師的職位，他的畫像因此還掛在醫院的牆上，在自己共事了三十四年老友布萊洛克的對面。

退休之後的維維恩，才開始獲得大眾的目光，一九八九年八月，《華盛頓人》（*Washingtonian*）雜誌記者凱蒂．麥卡布（Katie McCabe）以替維維恩寫故事當成理由，打電話到德州心臟醫學中心，希望祕書能安排她與庫利醫師專訪，談談他所認識的維維恩，當時已經是名滿天下忙得不可開交的庫利告訴凱蒂，不用約時間現在就可以直接來醫院找我，他利用手術之間空檔的四十七分鐘，向她說了很多維維恩的故事。

「有人說我做法洛氏四合症的手術不只快，而且看起來很簡單……」

一向高傲的庫利嚴肅的告訴記者，然後接著說：「這是我從維維恩身上學到的『極簡』精義，因為他的手術技術沒有錯誤與多餘的動作。」

凱蒂的報導就叫「Something the Lord made」，它促成了之後二〇〇三年紀錄片

《心的夥伴》（*Partners of the Heart*），二〇〇四年HBO葛萊美獎得獎的自製影片「Something the Lord made」（中文譯文叫《天賜良醫》）。

Something the Lord made在這裡我把它翻成「上天的安排」，就像故事裡的維維恩與布萊洛克一樣，經濟蕭條、戰爭、疾病與死亡，每件事如同上帝的安排一樣巧妙的連結在一起，相信不用我再多說什麼大家都可以了解，不過這故事還有一個非常圓滿的結局，一九八七年維維恩的姪兒伊頓・托馬斯（Eaton Thomas）完成他的遺願，從約翰霍普金斯醫學院畢業。

心碎症候群——
周瑜真的是被諸葛亮氣死的嗎？

成語「瑜亮之爭」或是「一時瑜亮」起源於三國時代的兩位奇才周瑜及諸葛亮，姑且不管史實的記載如何，對於後世的我們似乎還是認為諸葛亮比較厲害，歸究其原因可能來自於《三國演義》的影響，因為羅貫中在書中寫到了諸葛亮三氣周瑜的故事。

上述的故事分別出現於《三國演義》的第五十一回、五十五回及五十六回，第一氣是周瑜在赤壁之戰後率兵進攻南郡，和曹營大將曹仁互攻，各有勝負，但周瑜被毒箭射傷詐死，誘使曹仁劫寨，大破曹軍。他正想占領南郡，不料諸葛亮已命趙雲乘虛而入，又命關羽襲取襄陽，他只能氣得箭傷迸裂，昏倒在地。

第二氣是周瑜想用「美人計」，假意要將孫權的妹妹嫁給劉備，等到他被騙至東吳，便可將之囚禁，脅迫歸還荊州。劉備在諸葛亮獻計下，由趙雲保護他過江招親，結果不僅成功娶到孫權的妹妹，更安返荊州，周瑜派人截擊，卻被諸葛亮伏兵所敗，使得他又羞又怒，再度氣得箭傷復發，不省人事。這故事也是另一成語「賠了夫人又折兵」的典故。

第三次是周瑜企圖用「假途滅虢」之計，建議助蜀漢取西川來換取荊州，不過他想在路過荊州，劉備出城勞軍時將其殺害，奪回荊州。可惜諸葛亮識破周瑜的計畫，假意答應出城勞軍，等他率軍到荊州，趙雲揭破意圖，他準備回軍，但探子回報已有四路人馬殺到，他再一次氣得箭傷迸裂，墜於馬下。

經過三次鬥智，英姿勃發的周瑜竟被諸葛亮活活「氣死」，臨死之前連聲嘆道「既生瑜，何生亮！」，替三國的故事增添了諸多的精采想像。

不過這「三氣周瑜」的典故經後世史學家引經據典來驗證，發現其實只是羅貫中對於史實穿鑿附會，利用其小說家文筆的堆砌，所幻想出來的情節，雖然是假的，還是讓我們後世讀者讀起來津津有味。只是像前述這種小說家所描述的「氣急攻心」之後，人可以因此而死亡，是確有其事？還是他們天馬行空的想法呢？尤其被假設氣死的周瑜是在中壯年的三十六歲呢？

對於上述的問題，如果周瑜是像諸葛亮那樣已將近六十歲，依醫學的常規，還有道理可想。因為年長的人不免有冠狀動脈狹窄的可能，如果情緒劇烈波動，造成壓力賀爾蒙突然升高，導致狹窄的冠狀動脈阻塞，是有可能讓人猝死，可是周瑜年紀尚輕，即便有健康的血管，是否有可能因為類似的情緒波動而斃命呢？

在二十世紀末，這個會讓大家匪夷所思的想像，讓一位日本的心臟醫學專家佐藤醫師找到了答案。

佐藤醫師一九七八年畢業於神戶大學醫學院，畢業後即以心臟內科為其一生的志業，在他所從事的心導管檢查中發現了一些不可思議的患者，這些人被送往醫院時，臆測為「急性心肌梗塞」，因為臨床的觀察中，發現他們有胸痛及伴有典型的心電圖變化，可惜在接受緊急心導管檢查後，並沒有找到符合的阻塞現象。

雖然冠狀動脈攝影無法解釋上述病患的情形，但佐藤發現，他們還是有一些異於常人的表現，就是用顯影劑替左心室做攝影時，其形狀會有如日本漁夫在捕章魚所用的瓶子——即窄口瓶，瓶身圓胖如氣球一般，瓶口就是患者左心室的樣子，這樣的結果會讓左心室血流送到全身的循環受阻，以至於有致命的後果。

佐藤並不知道為何患者會有這樣的情形發生，只是探究這些人在發病之前都有「情緒」劇烈的波動，如遭受親人死亡，或者碰到大地震的驚險狀況，於是將病歷以其左心室發病時的形狀命名為「章魚瓶症候群」（Takotsubo Syndrome，takotsubo為日文的章魚瓶），於一九九一年起開始投稿於醫學期刊。

佐藤的病例報告剛開始不受到主流醫學的認同，甚至還嗤之以鼻，根本不認為情緒的波動有那麼大的作用，可以造成人的心臟功能如心肌梗塞的樣子，甚至喪命，可是在這之後卻有不少臨床醫師發現相同的病例，其患者和佐藤經手的一樣，都是情緒有巨大起伏的人才面臨這種「氣急攻心」的病徵出現。當然，並非每個人都是傷心欲絕的情形下發病，有醫師報告，有患者甚至在中了樂透之後出問題。

隨著病例數越來越多，西方的醫學主流雜誌也不得不認同有這種病例的存在。為了和佐藤別苗頭，就於二〇〇五年提出了「心碎症候群」（Broken Heart Syndrome）來取代「Takotsubo Syndrome」想搶回一些主導地位，甚至翻箱倒櫃找出一九八〇年的期刊，證明是美國俄亥俄州的法醫Cebelin及Hirsch最先發現上述這種因為情緒劇變造成死亡的狀況，硬是比佐藤還早了十一年。

不過若細究上述兩人的報告會了解，他們是替一些凶殺案卻沒有明顯外傷死亡的受害人所作的解剖報告，並不是如同佐藤替發病人做了心導管和左心室造影才得到的結論，明顯在證據是薄弱了一些，只能說這些被「嚇死」的，推論應該是「心碎症候群」。

誠如「症候群」所表示的，這樣的「心碎症候群」目前還無確切的病因，大抵上大家的認同還是接受患者在情緒波動時，因為Catecholamine等緊張激素瞬間在血液中急遽升高，造成心肌受傷而讓他們瀕臨生死的邊緣。

所以回到我之前談到的羅貫中於《三國演義》揑造的諸葛亮「氣死」周瑜的故事，雖然是出自於小說家的想像，不過我相信他應該在人生的歷練裡遇到過類似的情形，才有如此生動而且深刻的描述，替他喜歡的諸葛亮在小說中擦脂抹粉，形容他的神機妙算高於周瑜之上，把一個正史裡風流倜儻，學問才能不亞於諸葛亮的周瑜，最後不只敗在權謀，更死於自己的氣量狹窄之下，讓我不禁佩服其豐富的想像力，也替周瑜叫屈！

勇者無懼——
外科醫師治好路易十四的隱疾而聲名大噪

三國時代的關雲長在歷史上被塑造成忠義堅貞的形象，是勇者無懼的重要代表，這點可從《三國志．蜀書》裡的描述可見一斑。據其記載，當時他為流矢所中，貫其左臂，後來傷口雖然好了，可是每至陰雨季節變化之際卻異常疼痛，這時身旁的醫師診治完了之後說，應該是箭頭上有毒，毒入於骨，所以建議他要重新切開傷口，刮骨去毒。

聽到建議的關將軍，不僅沒有退卻，反而在醫師做刮骨療毒時，和諸將飲酒吃肉，談笑自若，根本不管手術中「臂血流離」，甚至把接血器皿滿溢的嚇人狀況。

上述的故事在史家的筆中已經很精彩了，但在羅貫中的《三國演義》中，他為了製造傳奇，把刮骨療毒的工作算在當時名醫華佗身上，說他用刀刮骨是「悉悉有聲」，而且當帳上帳下見者皆掩面失色時，關將軍卻能飲酒食肉，談笑弈棋，全無痛苦之色，因此在刮骨去毒完成後，他稱華佗是神醫，華佗則回他是「真天神」也，後世傳誦此故事時還有詩曰：「治病須分內外科，世間妙藝苦無多，神威罕及惟關將，聖手能醫說華佗！」

從我的歷史爬梳之中，關將軍神勇地面對「刮骨療毒」是歷史真實的事件，羅貫中將華佗加入其中，增加其故事可看性，雖是小說家的偽造，更加強關將軍在歷史中勇者的形象。

相信歷史中還有很多的王侯將相有類似的英勇記載，只是不若關將軍受人傳誦。至於西方的歷史中是否也有相同的人物可以作比擬呢？答案是肯定的，那就是十七世紀法國的「太陽王」路易十四。

話說在一六八六年一月的嚴寒隆冬之際，法王路易十四胯下靠近肛門兩指幅的地方忽然有個疼痛的隆起，讓他坐立難安，此時的內科御醫安托萬．德阿坎（Antoine Daquin）開始給予他多種敷料，希望能壓迫、甚至治好發炎，其中還不惜用上當時稀有的蔗糖，可惜不但沒有效果，還讓它形成膿瘍，最後還破了出來，搞得路易十四胯下骯髒惡臭及污穢不堪。

以當今的醫學來看，路易十四罹患的是「肛門膿瘍」(Anal abscess)，其形成的原因是細菌或異物進入肛門內的小腺體，造成急性感染的結果。這個疾病在當時西方世界十分常見，大抵是個人的衛生習慣不佳所導致。原來路易十四本人根本不洗澡，不過這並非是他個人的懶散所致，因為那時候的人認為洗澡不僅會洗去身上的靈魂，更會因為水而讓身體生病，所以朝臣之間有個笑話，就是藉由路易十四身上散發的味道，就可以知道主上即將到來（據信香水的發明也是為了掩蓋人們身上的臭味而來）。

膿瘍破掉的路易十四接下來遭受到了「皇家級的禮遇」，內科醫師用了很多萃取物，包含用紅酒煮過的玫瑰，想辦法要去乾燥，甚至填塞那個因為膿流出後留下的空腔，此舉不但無法治療國王的病徵，反而使他痛苦不堪。數個月過去了，膿瘍雖好轉，卻造成了「肛門瘻管」(Anal fistula)——它是因為膿瘍消失後，其空腔遺留下的一條連接肛門腺體，與肛門外皮膚開口的發炎管道。

無法騎馬的痛苦讓路易十四鬱鬱寡歡，病情沒有好轉的他，最後開始慎重考慮外科治療。讀者們或許覺得奇怪，為何外科醫師都還沒有上場？其實道理很簡單，十七世紀外科醫師的地位仍是很低，多由理髮師兼任，沒有內科醫師的正規訓練與學位的求取，外科醫師都藉由師徒制度來傳承技術，自然在內科醫師面前抬不起頭來。

根據史學家的推論，路易十四決心要將自己的肛門瘻管交由外科醫師處理，是私下決定的事，並沒有和首席內科御醫德阿坎討論。只是當時身為太陽王的御用外科醫師查爾斯─弗朗索瓦．費利克斯（Charles-François Félix）並沒從事此種手術的經驗，於是他事先在凡爾賽宮附近的村中，祕密練刀了好幾個月，很多人想從史料中找出到底多少人被「練死」了，可惜都沒發現，只知道有位患者僥倖地存活了。

經過了幾個月的練習之後，費利克斯知道治療肛門瘻管的精髓，於是特別設計一種特別的探針，將它命名為「le bistouri royal」（the royal proble，即皇家探針，圖10）──這個長型有彎度的銀探針，目的就是找出肛門瘻管的走向，然後在它的引導下用刀片劃開瘻管，清創完後讓瘻管保持開放，這樣才有機會慢慢痊癒，不會有反覆藏污納垢的機會（目前此一探針仍於巴黎醫學院街的醫學博物館展示）。

最後路易十四終於在一六八六年十一月十八日早上七點於凡爾賽宮內，在沒有任何麻醉下接受手術，而且持續了三個小時之久。根據內科御醫的紀錄，在整個過程中，路易十四安靜地側躺在床上，沒有任何移動或叫聲，只有詢問過一次是否完成手術了，而且還告訴外科醫師不要把他當成國王，要用平常心，當他是個平民一樣開刀。

這段過程在御醫德阿坎的紀錄只有半頁，目的在貶抑外科醫師的成就，在那個外科醫師地位不高的時代，精彩描述其手術過程對內科醫師來說是個侮辱。還好費利克斯之後鉅細靡遺將他替國王手術的細節完整地寫了下來，而且有十八頁之多，這份手稿在消失多年之後，於二〇〇七年

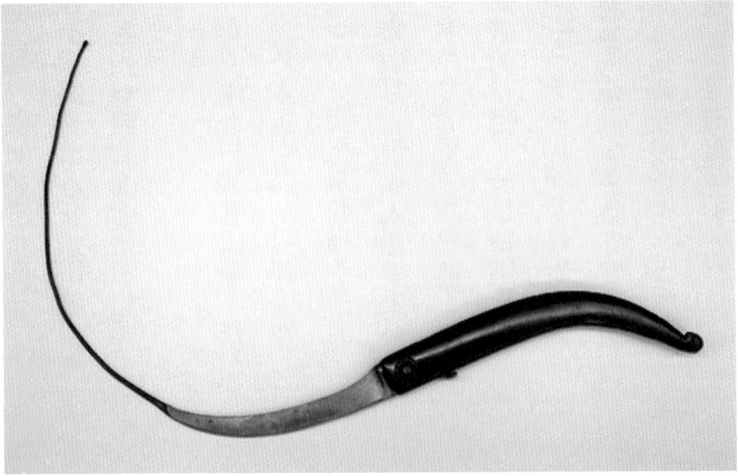

圖10 —— 長而彎曲的皇家探針是為路易十四開發的。（圖片來源：巴黎醫學史博物館）

現身於國際拍賣會場，拍出了一個不錯的價錢。

為何我要將關將軍的刮骨療毒，與路易十四的肛門瘻管手術做一個類比？道理其實很簡單，在他們所處的年代，接受這樣的治療可說是「玩命」，不僅過程十分疼痛，身心必須承受極大的煎熬，而且術中都有可能因為失血過多死亡，尤其術後沒有抗生素預防感染，我才會認為兩人是如同走鋼索一樣，拿自己的生命開玩笑，雖然兩人表現得一樣英勇。

只可惜兩人接受手術之後，對當時的醫學影響不一樣。在中國並沒有醫術高明的醫師被表揚，或看到有任何曠世醫書寫出來，分享其臨床經驗，我們只看到類似的外科技術，不管是失傳抑或是留在某位醫師的祖傳祕方裡；至於法國的外科醫師則因為治好了國王的隱疾而聲名大噪，連帶使得歐洲有相同病症的人，絡繹不絕到法國來尋求幫助。

另外也因為這手術，讓外科醫師可以在學院派的內科醫師面前抬起頭來，更在國王的資助下成立外科醫師專業訓練的學會，讓其學習與技能的增進，不再那麼土法煉鋼，尤其路易十四之後的繼任者路易十五，更成立了皇家外科醫學會，提高了法國外科醫師的地位與技術，直到法國大革命之後才失去其歐洲領頭羊的地位。

每每看到這種此消彼長的醫學史，心中總是感慨萬千，要是中國人都能抱著樂於分享的精神對待醫學，現在的中醫也不至於無法與西方抗衡，畢竟將「無私」與「炫耀」巧妙融合的特質，是任何一門科學進步的最大助力，敝帚自珍往往是停滯不前的罪魁禍首，你說是嗎？

梵谷酷愛黃色——與服用「毛地黃」藥物造成的黃視有關

蔣先生是位年近九十歲的患者，約莫十年前因為心肌梗塞讓我替他施行了冠狀動脈繞道手術，之後他就在我的門診追蹤到現在。

不得不說蔣先生是十分用功的病人，以他接受手術時的年紀，在術後恢復的過程理論上是冗長而且辛苦的，但兩個禮拜後，他在不需要家人的協助下穿戴整齊，向我鞠躬敬禮後出院。

之後的蔣先生不僅努力依照復健老師的計畫，完成應該有的菜單，每次回到門診時總是神采飛揚，講話中氣十足，如果你不知道這段過去，相信你也會覺得他沒有接受過開心手術。

每次來看我的門診蔣先生總是會帶著額外的禮物，會從口袋中掏出摺疊整齊的

A4紙，將它攤開在我的面前，上面都是他用毛筆整整齊齊寫下要我回答的問題，他都會說：「年紀大了，很多事怕記不起來，只好寫下，來給您看看……」

讓我驚訝的不只是蔣先生的用功，還有他書法的功力，第一次看到的時候，還以為如此端正的字，是他用印表機列印出來的。

仔細詢問之後才知道，蔣先生以前是在台灣省政府工作，年輕時負責的就是公文的謄寫與註記，再給上頭的長官批示，出生書香門第的他，經年累月的訓練之下，造就了如此令人折服的毛筆字。

通常我會在詢問病況前，回答蔣先生在紙上的問題，他總是不好意思打擾我太久，只要我回答紙上的問題夠詳細，他反而不想再多說什麼，立刻從椅子上起身，鞠躬向我道謝，原因是他認為我的病人很多，如果沒有什麼特別的問題，他應該把時間讓給其他需要的人——真是一位體貼人意的長者。

最近一年來，蔣先生A4紙上的問題越來越少，不過在例行追蹤的心臟超音波檢查中，我卻發現他的心臟功能慢慢走下坡，而且心跳有加快的現象，於是我替他開了毛地黃這顆藥。

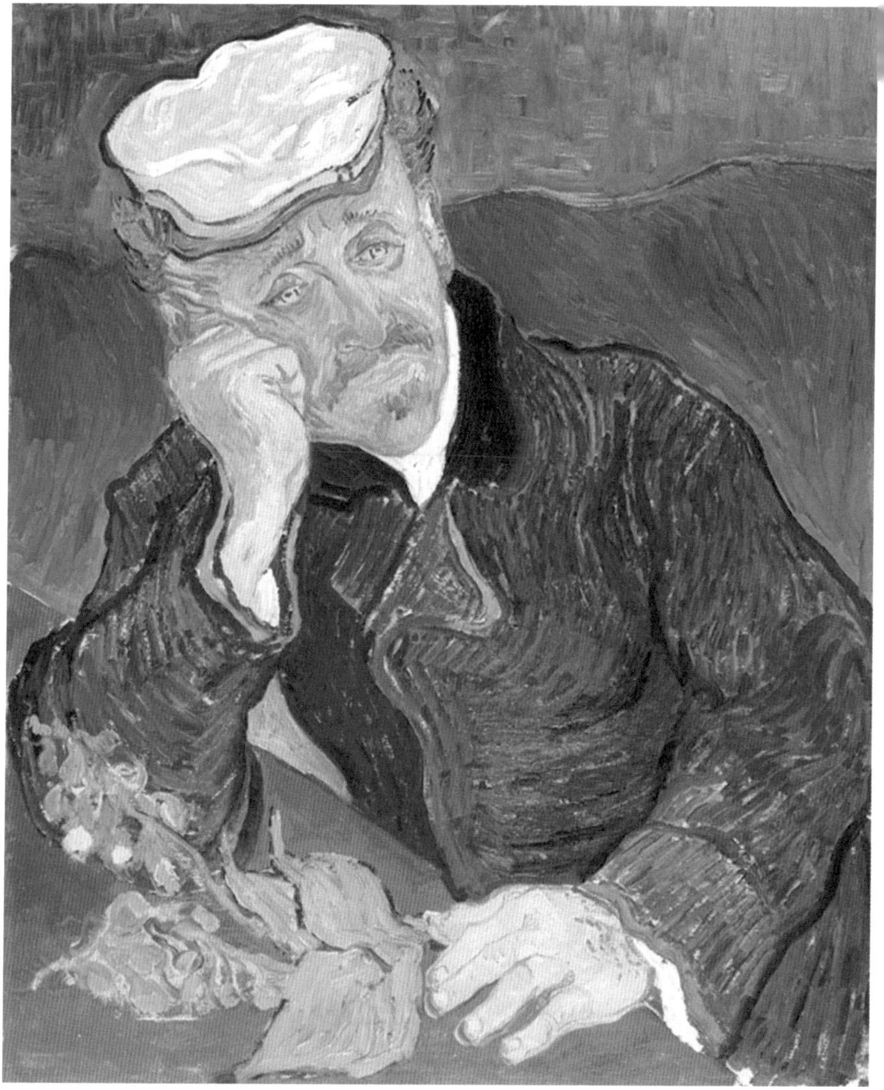

圖11 ——• 梵谷《加謝醫生的肖像》，手裡拿的就是毛地黃。

毛地黃是很好的藥，雖然它是著名的有毒植物萃取而來，但目前仍是心臟衰竭及心律不整的患者可以選用的藥物之一。

在服用毛地黃之後，蔣先生就開始抱怨他的視力開始有些模糊，我不以為意，只是淡淡告訴他，你的年紀大了應該去看個眼科，殊不知再下一次的回診時被他將了一軍，原來他治好了自己的視力模糊，在還沒有揭開謎底前，他告訴我眼睛又看得很清楚了。

「哪個眼科醫師這麼厲害？」我不禁問道。

「嘿嘿——蘇醫師，我的視力模糊是你害的！」

蔣先生的口氣並沒有責罵我的意思，反而覺得很驕傲。我這才知道他上網查了毛地黃的藥理作用，發現它可以造成視力模糊，於是他沒有經過我同意停止服用，結果在下次回診前，視力又恢復清晰了。

對此我有些汗顏，只能不好意思的向他說聲抱歉，我立刻在診間用網路查了一下，才知道毛地黃的副作用其實滿多的，但對於我來說，只記得它中毒時會造成心跳過緩。

「蘇醫師您知道梵谷吧？他會畫出那麼有名的畫，好像也是毛地黃造成的哦！」

蔣先生在離開我的診間前，忽然拋下了這句話，在好奇心的驅使下，我上網翻查資料，才知道梵谷的畫作，一直有人提出討論，是不是因為服用毛地黃的副作用，才有那般大膽的色彩運用？

梵谷的畫常常利用明亮的色彩去刺激我們的眼球，尤其黃色是不可或缺的元素之一，例如《向日葵》（*Vase with twelve sunflowers*）、《麥田群鴉》（*Wheatfield with crows*）及《夜晚露天咖啡座》（*Café terrace at night*）等等，於是有人在探討其畫作時提出了梵谷是否因為服用了毛地黃，才會有如此大膽的表現。

會有這般想法的藝評人，大體還是因為一八八九年梵谷精神狀況不穩定，由牧師弗雷德里克・薩勒（Frédéric Salles）幫助下，住進了聖雷米（Saint-Rémy）醫院。當時他的主治醫師保羅・加謝（Paul Gachet），為他開了當時流行治療精神病患者的處方毛地黃，為了證明此事不假，他們提出了梵谷替加謝醫生所畫的肖像（Portrait of Dr. Gachet，圖11），畫中的加謝醫生手裡拿的就是毛地黃這個植物。

確實如同教科書的記載，毛地黃的副作用包括了「黃視症」（Xanthopsia），它的症狀是患者有如戴上黃色的鏡片一樣，不僅看到物品會有黃色的光澤，而且物體的外圍會有閃光及光暈——只是以簡單的毛地黃副作用，就抹煞了梵谷在繪畫作品裡大膽的用色，即便我不懂繪畫，也覺得理由太過牽強，於是在醫學期刊裡，找到了由英國眼科醫師安娜．格魯納（Anna Gruener）提出的反證。

格魯納醫師首先說到，如果梵谷因為服用毛地黃過量產生黃視覺，那毛地黃常見的副作用：心搏過緩或腸胃道不舒服，也應該會伴隨發生，可惜並沒有這樣的記載，關於這點我是相當贊同的。

其次時間差的問題，梵谷是一八八九年被送到聖雷米醫院才開始服用毛地黃，但是在這之前他畫中的黃色就已經常常使用，這一點可從其一八八八年的《在亞爾的臥室》（*La Chambre à coucher*）及一八八七年的《塞納河上的橋》（*Bridges across the Seine at Asnières*）等這些畫中得到證實。

當然我們也必須要提到格魯納醫師的專業，她認為如果梵谷有黃視覺的話，他的畫裡不會利用那麼多藍色所製造的光暈，例如著名的《星夜》（*The Starry Night*）或《鳶尾花》（*Irises*），因為有這種症狀的人無法分辨藍色及綠色，更遑論在畫作中將兩種顏色作為對比。

看了格魯納醫師的解說，你還會相信那些所謂的藝評人的推論嗎？梵谷是因為服用過量的毛地黃，造成他的畫作中有如此大膽的用色嗎？如同梵谷的好友，也是畫家埃德加・竇加（Edgar Degas）所說的：「藝術不是你看到的，而是你想要讓大家看到的。」

談到我的病患，竟然扯到梵谷的畫作，的確是離題太遠了，但也由於這件事，我有了更深刻的體會。因為蔣先生的用功讓我結結實實上了一課。身為醫師，不要只因為某些病症隨便替病人開藥，而且對於它的副作用，即便不知道，也應該隨時保持警覺，如果自我感覺良好，受害的永遠是病人，因此，「在細微處用心」依然是醫師治療病患時不變的教條，否則和患者的病情失之交臂的話，要擦屁股的仍是醫師自己。

莫內的日本橋——印象派風格是因為白內障？

世界著名的畫家在年輕時，常常以過人的筆觸、光影的變化或色彩的調合，創造出令人驚嘆的作品，但往往也是這種能力，隨著歲月的逝去之後，不管是畫風的改變，還是能力的下降，會得到一些眼科醫師的關愛，特別為他們撰文投稿到醫學期刊，探討他們可能得到的眼疾。

例如米開朗基羅和達文西，他們在邁入老年時的畫作，常常被醫師說成是老花眼或是黃斑部病變；荷蘭的林布蘭（Rembrandt Harmenszoon van Rijn）逝世前的自畫像，就有人提出可能是青光眼造成的結果，以至於細節的表現已不若之前的傑出；另外知名的印象派畫家埃德加．竇加，年輕時即有近視，過了四十歲之後他的傳記作家伯格斯（Boggs）就提到，畫家本人已經偏好室內畫畫，必須長時間戴上墨鏡以防光線的干擾，大概也是黃斑部退化的關係。

上述的名人沒有做過眼睛的檢查，大抵還是以醫師用他們的畫作來評論，但底下我談到的名人莫內，就患有真正眼科的疾病，所以在罹病之後畫風有了令人咋舌的改變。

一九二二年莫內畫出了之前也有相同的作品《日本橋》，使得一些毒舌的藝評家，利用但丁《神曲》裡的〈地獄篇〉（Inferno），說此橋是「通往煉獄的路」，因為這和他一八八九年同樣的風景描繪下，確實是天差地遠。

上述畫中的橋，是莫內一八八三年搬到法國諾曼第大區厄爾省吉維尼（Giverny）之後，在一八八五年依日本版畫中常見的拱橋而作，不只是它，橋下的睡蓮也都是莫內許多畫作裡的主角。

會說莫內的畫作已經離經叛道的人，其實是不知道莫內患了嚴重的白內障，因為他為了追求光影的變化，長時間在大太陽底下作畫，不僅視力嚴重受損，色彩的感覺也已經扭曲，不得已在一九二三年接受了兩次手術，可惜並沒有成功，所以你可以看到在他逝世前的這些畫作，描繪出常人眼睛無法分辨的紫外線，而巨幅的

「睡蓮」，也應該是視野變小之後，必須放大畫作才能完成。

或許讀者覺得奇怪，莫內接受兩次白內障手術視力無法恢復正常，是不是當時的醫生有問題？我想這又犯了時空錯亂的認知，因為當今為了治療白內障而有的水晶體置換術，還要在莫內過世後好幾十年才開始有令人滿意的成果。

人類對於白內障的紀錄有超過三千年的歷史，第一次有關它的手術治療，可以追溯到六世紀前的印度，當時的醫生只能用尖銳的刀片，在眼睛上劃一道小縫，然後將混濁不清的水晶體移位、壓入眼底，此手術的名稱叫做「Couching」（晶體下壓），是為了全盲的患者所做的霹靂手段，手術後只能恢復部分的視力，大概比瞎子好一些而已，而且處理不好時還可能造成眼窩感染，患者會因此失去性命。

雖然到了一七四六年，法國的醫師雅克．戴維爾（Jacques Daviel）設計的精巧的工具，使得患者能在不傷及眼球及眼角膜的情況下，摘除已經不透光的水晶體，可惜根本的問題還在，沒有合適的水晶體植入物，接受手術的患者充其量只是脫離瞎眼的情況，視力要恢復到和正常人相仿，簡直是異想天開。

而現今的白內障患者，能夠得到水晶體置換而重見光明，乃是拜英國眼科醫師黎得利（Ridley）的功勞，他發明水晶體及替患者施行手術的故事，和繪畫路上一開始歷經坎坷的印象派畫家莫內一樣，得不到主流醫界的認同，甚至是同行的冷嘲熱諷與尖酸刻薄的對待，在多年之後才得到主流醫界的尊敬。

一九四七年的某一天，黎得利剛在醫院完成了白內障患者移除水晶體的手術，當天的工作完成後，一位名叫吉米．菲利普斯（Jimmy Phillpots）的見習醫師對他有感而發說道：「只是移除水晶體沒有替這些患者植入替代物，確實是有些可惜！」

菲利普斯這一番話給了黎得利靈感，他忽然憶起在幾年前的二次大戰時，英國的空軍飛行員因為在戰鬥時座艙蓋的碎片打入眼中而就醫，當時他發現如果碎片沒有擋住視野，這些飛行員的體內不會有排斥的現象，而這個成分就是「甲基丙烯酸甲酯，PMMA（即俗稱的壓克力）」，為水晶體的植入替代物露出一絲曙光。

左思右想幾個月之後，黎得利找了在倫敦雷納斯（Rayners）工作的好友，也是光學專家約翰．派克（John Pike），他們在卡文迪許廣場（Cavendish Square）的車裡談了一整個下午，派克覺得黎得利計畫可行，便替他找了在帝國化學公司服務的約翰．霍特（John Holt），由他特別調製PMMA的成分，使得它易於消毒，於是第一款人工水晶體 Transpex I 誕生了。

為了怕別人的閒言閒語，說他們只想賺錢，於是三個人先簽署了放棄專利以及任何商業獲利的聲明，完全給予製造公司權利，要求他們不能賣得太貴，於是解決了眼前的第一個問題。

第二個困難是當時這樣的水晶體植入手術沒有先例，所以黎得利決定祕密進行第一例手術，一九四九年的十一月二十九日，他在英國的聖湯瑪斯醫院（St Thomas' Hospital），替一位四十二歲的女性進行了白內障的水晶體置換手術，可惜 Transpex I 太厚了，以至於她在手術後還有高度近視需要矯正，但比她全盲好太多了。

黎得利怕有外力的阻止，決定以兩年的時間多做一些患者才對外發表，但是不到兩年的時間整個英國醫界已經沸沸揚揚，於是他將患者的資料整理好，提前於一九五一年七月在牛津的眼科會議中發表，當天還帶了兩位手術後視力完全正常的患者到場。

想當然爾很多人不相信黎得利的報告，更不要說檢查他帶來的病人，有人甚至還懷疑他造假，更可惡的是主持會議的醫師還提前結束，讓黎得利氣得也不參加會後的晚宴。

隨後黎得利將病患的手術結果投稿到醫學期刊，隔年的十月十二日他便受邀到美國芝加哥的眼科及耳鼻喉科年會報告，結果仍是招來不少人的質疑與批判，還好他獲得一位叫做彼得·喬伊（Peter Choye）醫師的支持，不至於讓他這個前衛的手術胎死腹中。

但命運之神並沒有眷顧黎得利，效仿他的醫師只知其然而不知其所以然，不遵照他的指示，以至於水晶體植入手術效果差強人意，甚至惡名昭彰。

還好黎得利當初放棄專利以及商業獲利的行為，讓許多醫材公司投入研究，所以在一九八〇年代末期第六代的水晶體得到大家的認同，這時眼科醫師的技術也日趨成熟，讓黎得利當初設計的手術獲得空前成功，許多患者能夠重見光明，他終於得到大家的認同。

一九九二年黎得利到斯德哥爾摩接受古爾斯特蘭德勛章（Gullstrand Medal），這是每十年才給予的獎項，只頒給那些在眼科學貢獻卓著的專家，離在牛津被羞辱的報告一晃眼已經四十年了。

莫內和黎得利雖然沒有什麼關聯，但是兩個人的故事為「前衛精神」做了最好的註解，雖然英雄創造時代，但是他所創造的時代是否適合自己生存，在歷史上不見得有正相關，你要活得夠久，才能享受自己所創造的成果。

管灌飲食——真的不干鼻胃管的事？

知名小說家與節目製作人瓊瑤女士，最近登上了社會版面，並不是有什麼新的作品問世，而是為了丈夫平鑫濤是否要插上鼻胃管「續命」，和平先生的子女有所爭執，因而讓整件事曝光。

據瓊瑤小姐描述，平先生罹患了「血管型失智症」，而且經歷了數次中風。他在二〇一四年寫給子女的一封信中，曾經提到自己若在「病危」的時候，不要送他進加護房，不要任何侵入性治療，如氣切、電擊、插管，甚至是「鼻胃管」等等，希望自己有尊嚴地死去。

這件事引發了兩岸三地媒體不少的關注，雖然最後瓊瑤女士讓步，使得平先生可以插上鼻胃管延續生命，但還是有媒體做了網路民調，問網友「自己願不願意在失智失能的情況下，靠鼻胃管維生？」結果大部分參與調查的人都表示，「不願意」在上述的情況下以鼻胃管來維持生命。

身為第一線的醫療從業人員，我覺得這件事是有些失衡了。首先瓊瑤女士對於所謂「尊嚴死」的認知，似乎和臨床工作者有極大的落差，因為罹患「失智症」而無法料理生活的病人，基本上不是什麼「絕症」，如果據此在醫療上剝奪其接受「管灌」飲食，因而失去活命的機會，其實是有些殘忍；其次平先生信中所謂的「病危」，以醫療角度來說，「失智症」根本不能考慮在內，自然接下來所謂不接受任何治療的條件，應該就不存在。

因此，瓊瑤女士的論述，如果從體認家屬的處境去想，說好聽一些，是她對於「病危」的認知太過膚淺，但說句不好聽的，可能有人會誤解，她是不願意承擔平先生日後「折磨」人的照顧責任。「失智症」需要的並非只有插鼻胃管延續生命一事，其精神狀況特殊，有時會「不可理喻」或是有「自殘」的現象，常讓家屬心力交瘁，萌生放棄照顧的念頭。

或許瓊瑤女士可能覺得「插鼻胃管」很痛苦，但從臨床工作者來看，這種方式的損害與不適，和其他侵入性治療不能相比，它可說是「利大於弊很多」的治療方式，而且照顧的負擔也很輕微，即便不懂醫學治療的普通人，在稍加訓練之後，都可以成為照護它的老手。

我要提醒讀者的是，可別因為我的解說而小看了「鼻胃管」的重要性，從醫學的歷史來看，它能順利使用，也不過是近百年的功夫，如果不是材料科學與食品加工的進步，目前的病人還無法享受其治療的方便性。

在西方醫學的發展史上，對於無法由嘴巴進食的病患，除了等一下我提到的方法之外，醫師一直無法以有效的方式處理，只能放任不管，直到十六世紀左右，才有一位義大利的外科醫師法布里休斯（Hieronymus Fabricius）提出解決的方案。

長年浸淫在人體解剖教學的領域，法布里休斯改進了氣管切開（tracheotomy）手術，直接由脖子切開傷口，然後放入彎曲的銀製管子，幫助呼吸困難的患者。他也在著作中提出，可以利用這種管子當成餵食之用，以延續無法進食的患者生命，可惜這概念僅止於醫學著作，並沒有看到他像氣管切開術一樣，有成功的病例記載。

歷史第一次利用管灌飲食替患者續命的，是一七九〇年的英國外科醫師杭特（John Hunter），他利用鰻魚皮做成的管子，以鯨魚骨支撐的方式，成功地將它置入一位中風患者的胃中，灌食了五個星期之久。不過此項技術十分困難，之後連他自己也沒有多做推廣，直到一九二一年第一代的鼻胃管（橡膠製品）「Levin tube」發明前，也只有外科醫師敢在患者的肚皮上直接打洞，把管子放入胃中，以解救無法進食的患者。

讀者可能會問，那在這之前的醫師，如何替無法由嘴巴進食的患者「續命」？答案是「肛門灌食」（rectal feeding），你可能會覺得這方法不可思議，其實它已經流傳兩千年之久，據信是由紀元一世紀的希臘羅馬時代的名醫蓋倫（Galen）所發明。

由肛門灌食的方法並不是蓋倫的創見，早在三千五百年前的古埃及人就有「灌腸」治療的概念。他們相信腸胃是人類疾病的大本營，所以有「定時導瀉」的自我療程，目前世界上很多瀉藥，還是承襲自古埃及「莎草紙」（Papyrus）中的紀錄，其中同時也發現不少利用灌腸治療疾病的方法，所以蓋倫會延伸這個觀念，提出所謂「營養灌腸」（Nutrition enema）的觀念一點也不令人意外。

可別小看這種「肛門灌食」的方法，西方醫學界到第一次世界大戰之前，仍然在著名的醫學期刊中，探討這種救命的方法，有醫師甚至在《英國醫學期刊》（*British Medical Journal*）中，鉅細靡遺探討哪些食物經由灌腸，可以得到又快又好吸收的研究，因此直到點滴與鼻胃管飲食風行之後，肛門餵食才逐漸式微。

說一個歷史上有名的例子，一八八一年美國總統加菲爾德（James Garfield）受到槍傷，由於子彈無法取出，其主治醫師布利斯（Bliss，英譯可做「天賜福氣」，還真貼切）覺得子彈可能打傷總統的腸子，於是決定以「肛門灌食」治療暫時禁食的加菲爾德。據文獻記載，布利斯準備的營養品琳琅滿目，除了有蛋黃及牛肉湯之外，還利用此方法灌入威士忌及鴉片，以減輕加菲爾德的疼痛。

可惜藉由「營養灌腸」的總統還是在八十天後身亡，不過死因並非營養不良，而是槍傷之後醫師用不乾淨的手試圖挖出子彈，引發他傷口感染造成的敗血症。

現今的醫療已無此種「肛門灌食」的治療方法，不過卻被美軍利用來作為虐囚的方式。根據二〇一四年美國國會聽證會的資料顯示，在關塔那摩基地

（Guantanamo Bay Detention Camp）裡，對於那些絕食抗議的恐怖分子，美軍就以「肛門灌食」處置他們，不僅可以供給營養，還可以達到虐待的目的，想必它是某位心理變態醫師提出的「一石二鳥」手段。

我的文章有點扯遠了，再回到瓊瑤女士與平先生的事件中，身為醫師的我還是覺得，以失智症做為讓病人尊嚴死的做法是有些超過，畢竟患者如果不是心衰竭，或癌症等無法治療的疾病，家屬覺得照顧上有壓力，還是可以求助專業機構來分擔責任。

我還是覺得平先生的子女，對瓊瑤女士的喊話最好：「你一直念茲在茲插鼻胃管的事，但其實真正的重點，始終不在於究竟要不要插鼻胃管這件事，而是我們跟您對於父親值不值得繼續活下去的認知不同！」

所以不管治療方法如何，有家屬在一旁的支持與鼓勵，才是病患與醫師最大的支柱，您說是嗎？

瘋狂的糖——基因讓我們難以抗拒甜蜜

人類對於甜味的無法自拔，根據行為科學家的推斷，大抵是我們的基因在遠古時代的記憶所造成，因為在蠻荒時期食物的取得已經是攸關生命的事，更遑論食物中帶有甘甜的味道，讓我們的祖宗把這種經驗的感覺印刻在後代的基因密碼中。

對於甜味、抑或可以說是糖，在西方列強對中南美洲展開殖民前是稀有的，所以我們可以看到蔗糖，在中古世紀位列皇后嫁妝的清單內，而義大利的藥房是秤斤論兩賣，雖然我們這一代對糖本身所造成的身體危害已經多所警惕，但糖被當成神丹妙藥的一些瘋狂歷史也應該見識一下。

這裡所說的糖，應該是以蔗糖的份量占大多數，因為早期希臘羅馬的醫典中，對於糖的成分通常是隱晦的，會提出全名的大概只有蜂蜜而已，至於蔗糖作為藥物的地位，和阿拉伯人開始製糖有關，所以你不難了解，在十字軍東征後，它才廣泛出現於歐洲的醫書中。

例如在十二世紀擔任拜占庭皇帝曼努埃爾一世（Manuel I Komneos）宮廷的御醫就推薦以玫瑰糖來緩解發燒的症狀，同時代來自非洲的康斯坦丁諾斯（Constantinus Africanus）也提及藥物用的蔗糖，而且在其所著的醫書，多次提到液態糖及固態糖有關的內服及外用的處方。

到了十二世紀以後，蔗糖的藥性更成為重要的宗教核心，把它由食物提升到藥物的層次，使得在禁食期間，如果你吃了糖也不是違反教規，促成這件事的人是有天主教神學會之王（又稱天使博士）的托馬斯．阿奎納（St. Thomas Aquinas），他曾經說過：「儘管極其具有營養價值，但我們不是為了追求營養而攝取香料糖，而是尋求消化助益，依據此原則來攝取糖就像是服藥一般，並不會違反教規。」

天主教會著名的聖人都這般評論糖了，所以我們可以看到之後的幾百年，蔗糖在道德攻擊有種刀槍不入的地位，因此我們可以看到，由拉丁美洲殖民地、抑或是亞洲來的那些令人容易成癮的食物，如茶、咖啡、蔗糖一直躲過宗教界的撻伐。

宗教的觀點當然可以外溢到醫學上，所以十三世紀的醫學權威愛爾柏圖斯．麥格努斯（Albertus Magnus），在其所著的植物學中（De Vegetabilibus），運用了古希臘一直以來的體液學觀點，闡述當時醫界普遍對於糖的概念：「糖的甜味證明了其本質可以緩解喉嚨聲啞及胸腔疼痛……整體而言，當胃很健康而且沒有膽汁時，蔗糖具有健胃之效。」

上述的說法和《本草綱目》中的記載，頗有相互輝映的味道，因為它裡面記載到蔗糖味甘性溫、有潤肺氣，助脾胃及緩肝氣之功。

一九四七年藥理學家保羅．畢騰傑（Paul Pittenger）整理了西方醫學史上有關於蔗糖作為藥用的歷史紀錄，他發現至少有二十四種用法，其中十六種是十四世紀以前就確定有了，絕大多數是伊斯蘭世界的醫師所發明，比較讓我覺得驚豔的是它很早就被做成藥物的安定劑或賦形劑，已經具備現代藥物的雛型。

至於反對將蔗糖作為藥物的作用，大概是從十六世紀之後開始，不過它不像是今日有了充足的醫學證據之後才說的，反而還帶有宗教的立場。例如十六世紀受到火刑的神學家及醫師米格爾．賽爾維特（Miguel Servet），他做過解剖學的助教，也受邀過巴黎大學的講座，在其一篇專文〈論糖漿〉（On Syrups）中，他指控阿拉伯的醫師們扭曲了蓋倫的理論，而另一位特立獨行的名醫帕拉賽爾蘇斯（Paracelsus），也提出批判說「醫界濫用蔗糖和糖漿，尤其是兩者出現在伊斯蘭的藥方中」，但有趣的是他只是反伊斯蘭，卻依然視蔗糖為大自然的良方。

雖然反對蔗糖的聲浪無法與擁護它的醫師相比，十八世紀英國醫師還有一些有趣的觀點，不得不在此和大家分享，其中一位叫弗來德里克．史萊爾（Fredrick Slare）的醫師，認為蔗糖有益健康，更認為它不可能造成人身上的傷害，他還大膽以獻給女士們為題，挑戰當時反糖大將威利斯醫師（Willis，糖尿病就是由他發現的）：「女性的味覺比男性更敏銳，不受酸味和粗野的習慣所影響，或酒精、或令人反感的煙燻菸味，亦或是那污穢的印度菸草汁，還是因為鹽巴、酸黃瓜而受損，這些恰是我們魯莽男性樂趣的所在。」

史萊爾深信女性會成為「上好糖的擁護者」，因為蔗糖已不若之前那麼難取得，所以女性「未來有更多消費糖的經驗，且能更加自由地運用它」，而蔗糖唯一的壞處只是會讓女性發胖——怪不得至今很多女性朋友都會說，對於甜點她們隨時還有另外一個胃，是不是也是從那時開始就不得而知。

西方經由殖民地大量栽種甘蔗，使得蔗糖取得越來越方便，變成了民生必需品，使得它慢慢脫離藥用的範圍，但是對身體不良的影響，卻如同病毒脫離免疫系統一般。在美國一九六〇年代研究心血管疾病危險因子裡，它並沒有像菸草或高油脂食物，受到那麼多關愛的眼神，尤其在加工糖成為一種常態的添加物後，除非有糖尿病患者的相隨，它的問題始終得不到強力的介入，所以即使有了學者整理了糖對身體的危險性，似乎沒有引起一定的重視。

例如美國在二〇一四年，有美國疾病管制中心學者楊全和（Quanhe Yang）醫師的團隊發表論文，有關添加糖攝入量在美國成年人心血管疾病死亡率的研究指出，不管是任何種族，其死亡率與它有正相關，有的還高達數倍以上，但是美國政府不敢也不會提出管制糖的政策，它和槍枝管制一樣始終無解，或許是因為和食物的關係密不可分，管也管不動吧！

事實也證明，任何國家想要管制糖，或甚至抽取糖稅，例如歐洲的匈牙利和英國，最後都要面臨失敗收場，所以美國的疾病管制局官網非常聰明，只告訴大家兩歲以下的兒童不要食用添加糖的食物，兩歲以上呢？只有建議的量，老實講建議我也看不懂。

看到這裡，我相信讀者有些惘然，但是也不要太恐慌，任何入口的東西都需要自律，糖只是其中一部分，可是這個敵人潛藏在我們的生活之中，不像菸、高油脂食物，或是其他雜七雜八的加工食品那麼可怕，身為醫師的我只有兩個建議：第一個是要有規律的生活及運動習慣，隨時掌握自己身體健康狀況，另一個則是下肚的食品，都要「三思而後吃」，遠古時候的基因印刻，不會只有糖，老祖宗時代的山珍海味，可能都是現在的「地雷食品」，下意識是沒有辦法拒絕的。

第五篇

狄更斯作品的醫學視角解讀

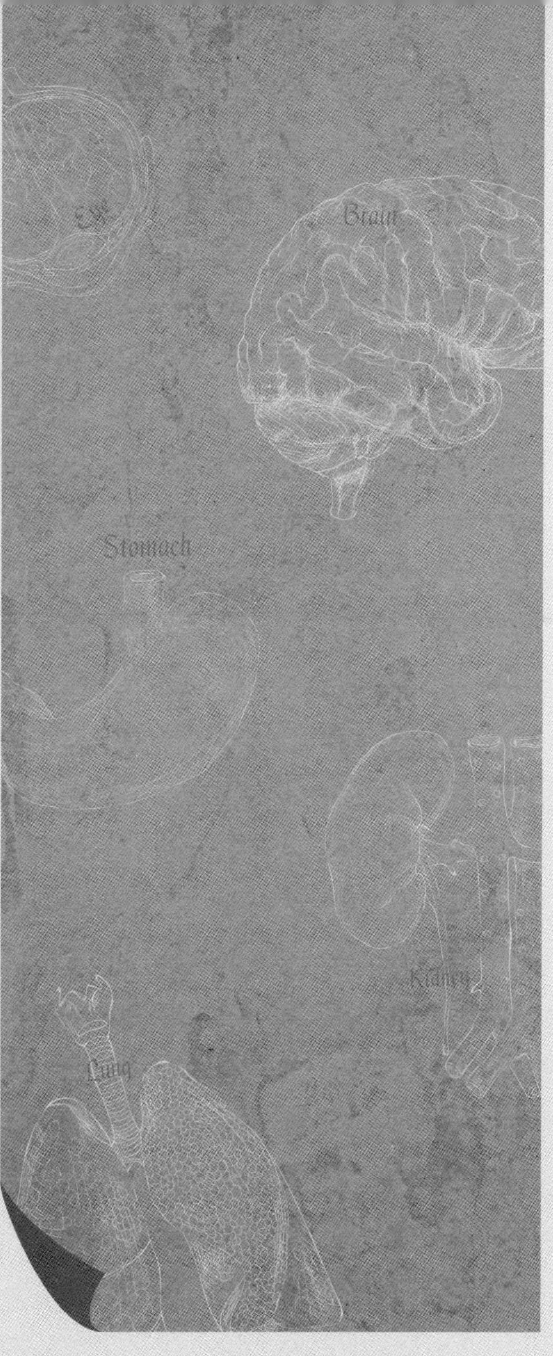

狄更斯與醫學1——細膩的觀察家與人道關懷主義者

查爾斯．狄更斯（Charles Dickens）是我最喜歡的作家之一，尤其是《雙城記》小說的卷頭語：「這是個最美好的時代，也是個最敗壞的時代。」如警世名言，套用到每一個世代都可以。

細究狄更斯的作品，內容其實有些和醫學非常有關，尤其裡面對於疾病的描述，真的讓廣大讀者群有「專家」的感覺，有些甚至跟早期的醫學報告相距不遠。由於他的作品數量十分龐大與繁雜，常常有醫師在讀完他的小說之後，會將其中有關醫療的部分發表感想，撰文投稿到醫學期刊裡，雖然沒有正式的統計，但幾百篇總是跑不掉。

為什麼狄更斯有如此細膩的筆觸，讓他在文學作品之外，對於醫學以及疾病的描述能夠如此精彩？大抵和他的成長過程有關。

狄更斯在十二歲的時候，父親積欠了無法償還的債務，因此他與父母及弟妹到債務人監獄工作。當時並沒有童工法，他必須在生產靴子的工廠替產品上亮光劑，不工作時更只能在倫敦街頭徘徊——此時英國正處於世紀嚴重的金融危機之中，這段時期的經驗，讓他能對被社會大眾忽略的孩子、窮人和殘疾人士產生同情，在心中留下了深刻的印象。

十三歲時狄更斯的父親因為有了養老金，家人也得以從監獄中離開，他甚至回到學校就讀。有了這個機會，狄更斯開始為校報撰稿，並能大量閱讀期刊，還參與戲劇的演出，可惜家庭經濟的條件又慢慢變差，不得已離開學校，到律師事務所當低級職員，不過在此他掌握速記的技巧，並以此為跳板，得到了議會記者的工作，為日後寫作找到出版的門路。

粗略了解狄更斯成長的背景之後，你就不會訝異，有關日後他對於周遭人物為何能夠刻畫得如此細膩。因此服務於皇家布里斯班醫院（Royal Brisbane Hospital）的克麗．肖弗（Kerrie Schoffer）醫師，稱他為「擁有臨床專家眼光的作家」，也因為在作品中對疾病記載詳實，讓南非的科斯內特（Cosnett）醫師，整理出狄更斯十四部主要小說中，出現了二十七位有醫學相關背景的人物，據此猜測他可能和當時醫學院的學生有來往、甚至知道他們課程與生活型態。

一八七〇年《英國醫學期刊》在狄更斯過世後，不僅在雜誌內刊出其訃聞，更對他有如下的表述：「如果一個如此熱中於觀察和輕鬆描述的人，將他的力量奉獻給醫學這門藝術，將是多麼有意義的事情。」

有些人覺得上述的評論是有些抬舉，但我並不這麼認為，底下談到幾篇狄更斯作品的角色，他們的表現在醫學期刊當中有多位醫師發表過相似觀點，提供給大家參考。

第一個是狄更斯有名的小說，《塊肉餘生錄》（*David Copperfield*）中，一位叫烏利雅．希普（Uriah Heep）的人物，他經常出現頸部和軀幹不自主的扭曲，尤其在表達他的熱情時，或許狄更斯是要用這些症狀來貶抑這位角色，但他的行為在醫生的眼裡，完全符合了目前「肌張力障礙」（Dystonia）的臨床表現，顯然作者的周圍就有這樣的病人。

在另一部作品《小杜麗》（*Little Dorrit*）中，狄更斯的筆下有一位非常不安分的收債人潘克斯（Pancks）先生，他經常發出不恰當的聲音，包括異常高亢的音調，和不可預測的尖叫聲，也不自覺會吹氣或忽然搔抓身體，這些描述其實符合了「妥瑞氏症」（Tourette Syndrome），可比發現它的吉爾斯・德拉妥瑞（Gilles de la Tourette）醫師提早了三十年。

狄更斯在《聖誕頌歌》（*Christmas Carol*）中，寫了一個令人難忘的角色「小蒂姆」（Tiny Tim），他揹著一個小拐杖，甚至有鐵架支撐著身體，這是個典型的營養不良所造成的殘疾，因此很多醫生都在猜他得到什麼病，基於那個時代的醫療體系不足，大多數的醫師認為「波特氏症」（Pott's disease，因為肺結核侵犯脊椎和髖關節造成），或「腎小管酸中毒」（Renal tubular acidosis）比較有可能。

最後不得不提到一個在狄更斯作品中非常有名的人物，就是在《匹克威克外傳》（*The Pickwick Papers*）中的胖男孩喬（Fat boy Joe），他是個肥胖、時常感到睏倦，容易打鼾的孩子，是現今當紅疾病「睡眠呼吸中止症」（Sleep Apnea）的原型，他和我的專業有關，容我在下一篇文章中專門報告。

除了小說中對於疾病的描述之外，狄更斯更讓我敬佩的是，他也是一位人道主義關懷者。

在一八五〇年他創辦了一個週刊叫《家庭用語》(*Household Words*)，專門研究狄更斯的學者托尼．威廉斯(Tony Williams)統計，其中有一百二十五篇關於公共衛生、衛生和水的文章，另有二百八十九篇關於醫療、護理、醫院、外科和醫生的文章，還有數百篇關於社會狀況、貧困、精神病學和心理健康的文章。

狄更斯也委託編輯做統計，發表了一篇特別的文章，將倫敦貧民窟的死亡率，與專門為窮人設計的住房項目中的死亡率進行了比較，發現了貧民窟的死亡率高出五到六倍，所以在一八六三年五月他發表演講，提醒公眾注意當時只有少數流行病學家認可的事實——窮人的過早死亡比富人更普遍。

我也必須提到南丁格爾(Nightingale)跟狄更斯是好朋友，他不僅資助南丁格爾管理的醫院所有的洗衣費用，同時也讓她把自己的作品分發給住院的士兵，用以打發養病的時間。

最後要說到你聽了會感到窩心的事。在狄更斯所處的年代，英國還沒有單獨為兒童成立的醫院，更遑論有特別的專科替兒童診療，為此他不僅發表了專文〈下垂的花蕾〉（Dropping Buds），來惋惜當時無辜的兒童生病，或死在倫敦的街頭沒有人理會的困境，於是在他的努力下，終於有了大奧蒙德街醫院（Great Ormond Street Hospital）的成立，它的工作是專門照顧生病的兒童，觀念之先進即使到了今日也讓我們汗顏，目前這家醫院還在營運。

限於篇幅，有關狄更斯與醫學的第一部分我在這裡停筆，希望各位讀者往後再看狄更斯的作品時，若能在其中的角色找到有關疾病的敘述，不妨把相關角色的名字記下，在Google上搜尋一遍，相信會有不一樣的收穫，而不是單純地想到在我作品中提到的「再生人」（Resurrectionist），為那個在《雙城記》裡面專門偷盜墓，奪取剛下葬的新鮮遺體給外科醫師作為解剖課堂上的教材，叫傑瑞·克朗徹（Jerry Cruncher）的搬運工感到驚奇而已。

狄更斯與醫學2——從匹克威克症候群到睡眠呼吸中止症

在二〇〇四年美國胸科醫學會慶祝了成立一百周年紀念，出版了一本名為《同僚的發現：改善呼吸健康一百年》（*Colleagues in Discovery: one hundred years of improving respiratory health*）的書籍，其中提到了查爾斯．西德尼．柏威爾（Charles Sidney Burwell）的研究團隊發現了阻塞性睡眠呼吸中止症（Obstructive Sleep Apnea Syndrome），特別強調是他們首先以匹克威克症候群（Pickwickian Syndrome）來稱呼它，引用的是狄更斯作品《匹克威克外傳》中的人物。

柏威爾等人的論文，是發表在一九五六年十一月份的《美國醫學會雜誌》，他關於病例的描述如下：

「他是一位五十一歲的企業主管，因為肥胖、疲勞和嗜睡入院。病人自述有記憶以來，身材似乎都是過重的，多年來體重都維持在一百公斤左右。還沒到達這個體重前，他不只精力充沛，警覺性也不錯，可以長時間工作，可惜在體重增加之後他的症狀變得越來越厲害。」

病患因為他的症狀越來越嚴重，才來尋求醫院的幫助，其中一個最重要的原因是，每週都有打撲克牌習慣的他，竟然在拿到三張A及兩張老K的「Full house」關鍵時刻，不由自主睡著了，為了這個原因求助醫師才住進彼得·本特·布萊根醫院（Peter Bent Brigham Hospital）。

美國胸科醫學會提出這件事，是替柏威爾等人背書，認為他們是醫學史上第一個提出睡眠呼吸中止症，稱它為「匹克威克症候群」的團隊，即便當今的教科書已經摒棄了這個稱呼。

「匹克威克症候群」的名稱和文學作品有關，並不是醫學期刊上的第一次，但柏威爾等人提出的患者原型，是狄更斯小說作品的一個名字叫胖男孩喬的角色，他在書中沒有姓氏，但也是個不可或缺的重要角色，狄更斯筆下如此描述他：

「在巴洛克車後繫著一個寬敞的籃子——一個總在沉思的頭腦中喚醒舌頭和酒瓶有關聯想的籃子。盒子上坐著一個胖胖紅臉的男孩，在昏昏欲睡的狀態下，任何投機的觀察者，都不會在沒有將其作為上述籃子內容物的正式分發者的情況下，在適當的時間到來時，將其視為上述籃子內容物的正式發表者。」

「喬很難從睡夢中驚醒，在一次軍事演習中，除了那個胖子大家都很興奮，他睡得很香，好像大炮的轟鳴是他平常的搖籃曲。」

狄更斯還提到喬打鼾聲音很大，有如遠處廚房傳來的低沉而且單調的聲音。

看完了狄更斯所描述的喬，你應該不難想像，當柏威爾面前出現這樣一個相似的患者時，會以「匹克威克症候群」來稱呼他，據此美國胸科醫學會還認為此事是醫學史上的第一次。

但事實是如此嗎？我想說的是人生處處充滿驚奇，醫學也是，沒吃過豬肉但也應該看過豬走路？可惜規模與組織比較大的，通常都有話語權，因為在二〇〇七年，以色列研究睡眠呼吸中止症的專家佩雷斯．拉維（Peretz Lavie）在醫學歷史的文獻裡爬梳整理，指出柏威爾的病例並非是醫學史上的第一次，早在他提出報告前的五十年，英國利物浦的理查德．卡頓（Richard Caton）醫師，一位喜歡用電刺激動物大腦的研究者，一八八九年就向倫敦臨床醫學會提交了一個被他稱為「嗜睡症」（Narcolepsy）的病例。

患者是一位三十七歲的男性，是位販賣家禽的攤販，一八八八年一月住進皇家利物浦醫院（Royal Liverpool Hospital），主訴有嚴重的嗜睡，而且隨著體重增加情況越來越嚴重。他喜歡看戲，可是近來到最精彩的部分就睡著了，最可怕的是他常常在櫃檯邊睡著，有一次他醒了，發現自己手裡還拿著一刻鐘前賣給顧客的鴨子，顧客已經不見蹤影。

卡頓最精彩的描述是在晚上的病房裡，他的鼾聲大作吵得其他病患睡不著，而且會因為自己呼吸困難發作、皮膚發紺而被強行喚醒，可惜自己並不知情，患者的妻子也說他這種情形已經好幾年。

當然卡頓在報告中坦言，他在醫學文獻中找不到這樣的病例報告，對患者也是無能為力，所以才向協會的會員請益。

儘管協會沒有對卡頓的患者提出有益的見解，但協會主席克里斯托佛・西斯（Christopher Heath）向卡頓暗示，該名患者和狄更斯書中的胖男孩喬，有頗多相似之處。

另外拉維的論文中還提出了很多醫學期刊中，有描述到相似的病例，而且都是遠在柏威爾報告之前，一九〇五年，被視為當今內科醫學之父的威廉・奧斯勒（William Osler）也在教科書中以胖男孩稱呼相似的患者——所以拉維說柏威爾等人，充其量只能說是第一個將匹克威克症候群在醫學文獻上發表的研究團隊，並非首次發現睡眠呼吸中止症。

為什麼會提出睡眠呼吸中止症的醫學歷史？因為這些患者都和我的本業心血管疾病有很大的關聯，根據醫學期刊的統計，高血壓、中風、心衰竭冠狀動脈疾病和心房顫動等，在睡眠呼吸中止症的病人裡有不小的相關性，估計占比至少有四十％以上；而且若有上述的心血管疾病，睡眠呼吸中止症對患者也有比較高的風險事件及不好的預後。

什麼是睡眠呼吸中止症？根據它的定義是在睡眠中反覆有呼吸暫停，其暫停時間每次至少持續十秒以上，並且伴有血氧飽和度降低或因此被喚醒。

至於其臨床表現，正如前面的病例報告所言，患者白天容易打哈欠、感到疲累、早晨頭痛及嗜睡，夜間則鼾聲如雷，容易呼吸中止及煩人的夜尿。

如何診斷睡眠呼吸中止症？目前都希望患者到醫院接受整晚的多項睡眠生理檢查（Polysomnography, PSG），在有合格設備的檢查室睡覺，由技術人員協助測量睡眠時的腦電波、心電圖、眼電圖、肌電圖、口鼻氣流偵測及血氧濃度等等，在統合所有訊號之後，由睡眠專科醫師判讀作為診斷依據的參考。

目前睡眠呼吸中止症並沒有單一的原因，患者可能是身體結構的異常，如扁桃腺增生、下顎後縮，亦或是中樞神經協調失靈，甚至神經肌肉調控不佳都有可能，但不變的危險因子有一個，那就是和狄更斯筆下的喬一樣——肥胖。

由於致病的原因不一，睡眠呼吸中止症的治療也是紛雜，在此不想浪費篇幅，以免壞了大家只是想看相關醫療史的雅興，謹於此篇文章向我喜愛的作者狄更斯致敬，多虧了他作品中的胖男孩喬，讓很多醫師投身在睡眠呼吸中止症的研究上。至於我呢？是處在這個病症的下游，來找我的病人都不是好事，因為心血管疾病已經對他們造成了致命的損害，只能在手術檯上見面了。

狄更斯與醫學3——人體自發性燃燒

在寫到狄更斯與醫學關係的第三篇文章前，我想先鋪一個梗，談一下三國時代的人物董卓——這位漢靈帝時代的中郎將，受大將軍何進之託，脅迫當時干政的宦官十常侍，利用手中兵權搞得朝廷大亂，是開啟三國時代序幕的重要推手。

董卓應該是長年享受錦衣玉食慣了，根據記載他身軀肥胖，因此他的死，讓文史作家有了無限想像的空間。例如在《三國演義》第九回「除暴兇呂布助司徒，犯長安李傕聽賈詡」中，司徒王允設反間計，挑撥董卓的大將呂布將其殺死，羅貫中寫道：

「卓屍肥胖，看屍軍士以火置其臍中為燈，膏流滿地。」

另外在一本紀錄東漢末年軍閥割據的小說《英雄記》也提到：

「卓素肥，膏流浸地，草為之丹。守屍吏暝以為大炷，置卓臍中以為燈，光明達旦，如是積日。」

這些都比《三國演義》還扯，肥滋滋的董卓死後，肚臍被置入燈芯，竟然光亮如日，而且還持續好幾天，把董卓比成瓦斯桶。

看到上面的兩段描寫，以外科醫生的立場而言，只能說是鬼扯，如果人死後脂肪可以膏流滿地的話，那開刀房一定是人間煉獄，因為每個胖子被開腸剖肚之後，還沒有看到病灶時，外科醫師可能要準備大量的吸油紙，甚至是幫浦來把流出的油處理掉，否則沒有辦法進行下一步的工作。

至於利用肚子的脂肪當成蠟燭使用，更是讓我匪夷所思，因為人體的成分不見得全然是油脂，身體組織的燃點也不可能輕易的用燈芯點燃，如果這種情形會發生的話，那外科醫師一定也深受其害，因為我們用刀劃開身體之後，必須以高溫的電燒刀去止血，目前還沒有聽到患者在手術中忽然被點燃，甚至開刀房為此發生火災的紀錄。

會提到董卓的故事，是向各位說明人體不可能作為點燃的原料，否則在火場裡，消防弟兄救人時可能會帶著火柱出來，會特別提出來討論，是為了接下來探討狄更斯所處的時代，一直有很多人深信不疑的「人體自燃現象」（spontaneous human combustion，SHC），我們這位偉大的作家也是它的信徒。

狄更斯在《聖誕頌歌》中寫到，主角史古基（Scrooge）就擔心遇到聖誕禮物的幽靈時，會成為一個有趣的「身體自燃案」；另一部小說《荒涼山莊》（*Bleak House*），其中的角色克魯克（Krook），一個時常酒醉的破銅爛鐵店老闆，被狄更斯形容「嘴裡冒著煙，好像身體裡著火一樣」，結果在一場大火中以驚人的方式消失：

「金屬爐架只剩下很小的火，但房間中有一股悶悶不樂的蒸汽，牆壁和天花板上有一層又黑又油膩的塗層。椅子和桌子，以及很少出現在桌子上的瓶子，都像往常一樣站立著，在一張椅背上掛著擾人毛茸茸的帽子和外套……這裡是一小塊燒焦的碎木頭的灰燼，上面灑著白灰，還是煤？哦，恐怖，他在這裡。」

狄更斯所描述的是克魯克當時已經發生了人體自燃，和傳說中所描述的一樣，房間裡有濃濃的灰燼，除了遺體化成油性的物質外，其他的東西卻安然無恙。

為什麼狄更斯會大膽地將當時流行的人體自燃寫入小說中？根據長年研究狄更斯的專家特雷佛．布朗特（Trevor Blount）所說，和作家在小時候經常閱讀一本可怕的期刊《The Terrific Register》有關，裡面多刊登聳人聽聞的事情，如暴行、酷刑、地震、沉船、鬼故事或決鬥場景等等，該雜誌在一八二二年有一期特別以駭人的細節描述，講述了柯妮莉亞．讚哈里．迪．班狄（Cornelia Zanghari di Bandi）伯爵夫人的死訊。

那是發生在一七三一年三月十五日，班狄伯爵辦了晚宴，當天伯爵夫人喝了相當多的白蘭地，所以不勝酒力的她早早回房睡覺，隔天女僕敲門，但伯爵夫人沒有回應，女僕只好打開窗戶，驚訝發現伯爵夫人已不成人形。

根據期刊裡的記載，伯爵夫人部分的顱骨及下巴已燒成灰燼，她的身體其他部分完好如初，當然身旁的家具都沒有燃燒的痕跡，不過空氣中瀰漫著臭味，像是酒與食物混合發出的酸臭味，有些油膩的東西滴得到處都是。

一位叫比安奇尼（Bianchini）的牧師到場，也看到如此驚人的景象，斷言伯爵夫人是人體自燃，原因是發炎的血攪動了胃裡的汁液，和腹中的發酵物（其實是白蘭地）作用而燃燒。

類似上述的故事，從十七世紀時就充斥在歐洲的大眾間，到了十九世紀的報紙、甚至醫學期刊中，還不乏有零星的報告出現，也難怪喜歡大量閱讀的狄更斯受不了蠱惑，最終將其寫入小說中，作為那些卑鄙人物的懲罰。

《荒涼山莊》是連載的小說，所以在克魯克死亡這一部分發表後，有一位有醫學背景的文學批評家喬治・亨利・路易士（George Henry Lewis）對其發出嚴厲批判，引經據典提出許多科學家來嘲諷狄更斯，還敦促他在《荒涼山莊》以書本形式出版後，能夠做出一些校正，以防止類似的錯誤訊息傳播。

如果狄更斯以輕鬆的筆調回應這件事，勸路易士不要太嚴肅的話，整件事大概就不會有糾纏，可惜狄更斯找出了一些深信人體自燃的醫師還有學者，及現場目擊者來反擊路易士，甚至在《荒涼山莊》以單行本出版時，斬釘截鐵說他的故事確實可信，而且有科學依據，結果惹來路易士更強烈的批判，希望他「不能隨意忽視和沉默地忽略，他所收集到的反對人體自燃的科學證據」。

結果普羅大眾的反應呢？大家對克魯克死亡沒有發表任何贊成或反對的意見，狄更斯的聲明沒有受損，《荒涼山莊》更是大賣，這是玄學戰勝科學嗎？我並不這麼認為，因為喜歡看小說的讀者，都喜歡看到壞人死狀悽慘，那遠比科學重要。

如果大家以人體自燃上網站搜尋的話，相信會有驚人的發現，而且也會看到長長一列的知名作家，如馬克．吐溫，以及寫出《簡愛》（*Jane Eyre*）的英國作家夏綠蒂．勃朗特（Charlotte Bronte）等等，在他們的作品中談到人體自燃現象的情節。

可能讀者有的是人體自燃的擁護者，會提出很多不可思議的現象來問我意見，我的反駁除了剛剛在董卓死亡的敘述外，另外提出一個觀點讓大家思考：所謂的人體自燃受害者，大都沒有任何現場目擊證人以解釋他們如何燃燒？所以我並不反對他們燒成灰燼，只是不相信他們會自己燒起來罷了！我的心情應該和買那些《荒涼山莊》的讀者一樣，小說本來就是要怪力亂神、天馬行空，壞人就該死狀悽慘、結局大快人心，把那些不合常理的事拿到科學上來討論有必要嗎？

拜託，大家不要像狄更斯和路易士那麼認真嘛！

狄更斯與醫學4——圍繞在作家辭世的謎團

一八七〇年六月八日的晚上，狄更斯和他的小姨子喬治娜・霍加斯（Georgina Hogarth）等人一起用餐，他覺得不舒服，臉上的痛苦讓家人也看出了端倪，詢問他要不要找個醫生來看看，但狄更斯拒絕了，只是表示他有些牙痛而已，過沒有多久就意識不清倒在地上，僕人最後將他扶到沙發上。

當地的醫師先被請到家中看診，可惜沒有什麼效果，於是狄更斯的家人發了一封緊急電報到倫敦，給當時最頂尖的神經學專家約翰・羅素・雷諾茲（John Russell Reynolds）醫師，雖然他正在參加醫學會，也緊急搭了火車去看狄更斯，但在隔日下午的六點十分，這位英國舉國愛戴的大文豪還是撒手人寰，當時並沒有病因解剖，官方的說法是他中風而亡。

狄更斯的私人喪禮於一八七〇年六月十四日的清晨舉行，他是葬在西敏寺（Westminster Abbey）的詩人角（Poet's Corner），和知名的文學巨擘如傑佛里．喬叟（Geoffrey Chaucer）、賽繆爾．詹森（Samuel Johnson）等人為鄰。

狄更斯的死訊和埋葬位置授權英國媒體報導，之後再由全世界知名的報紙所傳達，狄更斯分居的妻子凱薩琳（Catherine），收到維多利亞女王的弔念訊息，表達她本人「最深切的遺憾」。

大文豪安葬於國家級的榮譽墓地，看起來是理所當然，不過歷史學家在狄更斯留下的文件中尋找答案，他本人的期望並不是如此，根據他的好友，也是傳記的撰寫人約翰．福斯特（John Forster）轉載，原先預立的遺囑是這樣寫的：

「以便宜、不炫耀，以嚴格私密的方式埋葬我，不得公開埋葬的時間和地點，最多不超過僱用三輛馬車，參加我喪禮的人不戴圍巾、斗篷、黑色蝴蝶結及高帽子，及其它令人反感荒謬的東西。」

狄更斯要的是如此低調而且不鋪張的喪禮，誠如福斯特補充的，他想安葬地點的A計畫是在羅切斯特城堡（Rochester Castle）牆下的小墓地，或是科巴姆（Cobham）、抑或是肖恩（Shorne）的小教堂裡——這三個地方都在狄更斯的家鄉，然而福斯特卻說這些地方都關閉了，所以A計畫不可行。

至於B計畫就是羅切斯特大教堂（Rochester Cathedral）。根據教會的檔案顯示，狄更斯喪禮的日期不僅敲定了，而且挖掘墓地的收據也開出來了，不過六月十三日《泰晤士報》卻刊登了一則呼籲，建議「讓狄更斯安眠於修道院內，因為對於英國傑出人才的遺體，唯一適合安息的地方，就是安放在傑出人才的修道院」——這裡的修道院指的當然就是西敏寺。

整件事雖然沒有歷史文件紀錄，居中奔走的應該就是當時西敏寺的院長亞瑟·彭林·史丹利（Arthur Penrhyn Stanley），他利用人脈說服了狄更斯的家人，才讓所有的英國人可以鬆口氣，大文豪應該這樣在大家容易去瞻仰的地方。

狄更斯下葬的地方和他的遺囑天差地遠，其中的謎團並沒有答案，是不是史丹利所為，也是歷史學家靠一些往來信件的推敲，這是我要講的第一件事。

第二個謎團，大家都沒有懷疑過，認為狄更斯因為中風而去世，倫敦大學學院（University College London）的心理學和教育學教授克里斯．麥克馬納斯（Chris MacManus）還整理了狄更斯最後幾年的書信，和傳記中的描述，試圖拼湊出他腦內病變的位置，關於這一點我沒有什麼疑問，但對於單純只是中風而死有些存疑，且讓我們先看看克里斯的推斷是什麼。

一九六八年狄更斯徒步往福斯特的家中，忽然意識到自己的身體出了問題，他只有讀到街上右手邊商店名的一半字母，狀況斷斷續續而且不只一次，福斯特之後描述的情況是：

「他告訴我，當他沿著牛津街走的時候，同樣的事情就像以前我們共進晚餐的那一次，他無法全程閱讀菜單，比那一次只看到商店名字右半邊還厲害！」

狄更斯告訴朋友，這還不是嚴重的事，最有可能的原因是和服用藥物有關，當時他心臟有問題，所以醫師開給了他鐵劑、奎寧和毛地黃。

另外一次是一八六九年四月十八日，原本要去巡迴公開朗讀作品的狄更斯取消了行程，寫信給他的醫師弗蘭克．比爾德（Frank Beard），結果他看完信之後，直接請維多利亞女王的御醫托瑪斯．沃森爵士（Sir Thomas Watson）替他看診，他描述狄更斯的狀況如下：

「他覺得頭暈目眩，又有容易後傾的現象，左腿感覺虛飄飄，左手與左臂不太使得上力……」

沃森綜合所有情況，覺得狄更斯是瀕臨左側肢體癱瘓的邊緣，極有可能隨時會中風。

另外狄更斯的左腳，在他的書信或傳記中，描述了他受到折磨的多年經驗：除了走路會感到像瘸了一樣，也會反覆腫脹疼痛，甚至還為了它訂製了大一號的靴子，嚴重時必須用鴉片來抑制疼痛，很多醫師認為是痛風發作。

克里斯也發現在其他的書信或文件中，狄更斯不是只有閱讀障礙，還有空間的疏離感，在整理了所有可能的病徵後，判斷狄更斯是右側大腦頂顳葉病變（parietaltemporal lobe disorder），但對於左腿的症狀並沒有詳細評論。

不過基於我的專業，上述的判斷只對了一半，狄更斯在生涯的最後幾年應該是有反覆的小中風，造成他閱讀行動上不便，甚至視野上的問題，加上左側肢體活動不佳，長期的伏案寫作，左腳應該會有深部靜脈栓塞的問題。

狄更斯是心血管高風險的族群，當然中風而亡沒有疑問，只是在過世前說他有牙痛接著倒地不起，我認為心肌梗塞的成分居大。

心肌梗塞造成的胸痛，傳統上大家認為只有胸前有巨石壓住的感覺，其實也有所謂的非典型胸痛的現象——因為掌管心臟缺血疼痛的神經，位置可由下巴到劍突的範圍，所以這附近的疼痛，如背痛、左手臂痠、下牙床痛，甚至是胃痛等等，都可能和心肌梗塞的疼痛混淆。

以我臨床上最難忘的一個病例來分享，他以為自己是牙痛，結果牙科醫師拔了他兩三顆牙之後，疼痛還是無法緩解，有一天因為劇烈的胸悶送到急診，才發現是急性心肌梗塞，讓我替他做了緊急冠狀動脈繞道手術。

當然也常常聽到有人因為胃痛反覆就醫，最後卻接受心導管檢查才發現冠狀動脈血管狹窄，所以大家不要以為冠狀動脈有問題的病人只會有胸痛的表現，如果自己是心血管高危險群，又有前述所說的非典型胸痛的位置，還是希望先到心臟內科檢查一下比較好。

從狄更斯下葬地點的疑問，再談到他可能死亡的原因，算是對於狄更斯這位我尊敬的大文豪相關文章的收尾，他的故事告訴我們長期伏案工作，沒有注意到身體的變化，是相當危險的事，醫學文獻也證明久坐不動的人心血管疾病風險高出其他人很多，在這個工商業繁忙的社會，上述的情況可能無法避免，有這些情況的朋友可要注意哦！

怪奇醫療史

作　者—蘇上豪
主　編—林菁菁
企　劃—謝儀方
封面設計—江孟達
內頁設計—李宜芝

第五編輯部總監—梁芳春
董事長—趙政岷
出版者—時報文化出版企業股份有限公司
108019 台北市和平西路三段 240 號 3 樓
發行專線—(02)2306-6842
讀者服務專線—0800-231-705・(02)2304-7103
讀者服務傳真—(02)2304-6858
郵撥—19344724 時報文化出版公司
信箱—10899 臺北華江橋郵局第 99 信箱
時報悅讀網—http://www.readingtimes.com.tw
法律顧問—理律法律事務所 陳長文律師、李念祖律師
印　刷—勁達印刷有限公司
初版一刷—二〇二二年九月三十日
定　價—新臺幣三八〇元

時報文化出版公司成立於一九七五年，
並於一九九九年股票上櫃公開發行，於二〇〇八年脫離中時集團非屬旺中，
以「尊重智慧與創意的文化事業」為信念。

怪奇醫療史 / 蘇上豪著 . -- 初版 . -- 臺北市 : 時報文化出版企業股份有限公司 , 2022.09
面；　公分

ISBN 978-626-335-860-7(平裝)

1.CST: 醫學史 2.CST: 通俗作品

410.9　　111013323

ISBN 978-626-335-860-7
Printed in Taiwan